# 脊椎椎間板ヘルニアは
# 内視鏡で治す

## たった「3ミリ」で手術ができる!?

あいちせぼね病院院長　医学博士
伊藤全哉

# はじめに

当院が経皮的内視鏡下ヘルニア摘出術（ＰＥＬＤ）を導入して約10年が経ちました。当時はまだまだ珍しかったこの手術も、今は導入する病院が増えて、腰椎椎間板ヘルニア手術のスタンダードに確実に近づきつつあります。それだけ、技術と経験を積んだ医師が増えたことは、医療業界の発展のためにも、国民の生活の質を保つという面からも喜ばしいことだと思っております。

その一方で当院は、この10年もまた、医療業界への貢献と啓蒙のため、世界の先進技術を学び、新しい技術・術法を導入してきました。

そして、２０１６年、ＰＥＬＤよりもさらに負担の少ない、まさに切らずに治す仙骨内視鏡下腰椎ヘルニア摘出術（ＳＥＬＤ）を導入するにいたりました。体にやさしいというだけでなく、１回の挿入で複数箇所のヘルニアにアプローチできる現時点での最高レベルの術法です。

また、脊柱管狭窄症の経皮的内視鏡下脊柱管拡大術（ＰＥＬ）や頚椎椎間板ヘルニアの内視鏡下頚椎椎間孔拡大術（ＰＥＣＦ）、脊椎圧迫骨折の椎体増幅形成術もたしかな実績をあげています。

本書では、こうした最先端の治療について紹介しています。

背骨は、体の要、高齢になっても元気で過ごすための大事な土台です。健康な体でいるためには、症状がでてからあわてるのではなく、日ごろから気にかけてメンテナンスをすることが大切です。

そこで、脊椎ドックやスポーツ外来、リハビリテーションにも触れました。

本書が皆様のお役に立つことを願っております。

# CONTENTS

## 第4章　日帰り~2日の入院でOKの手術 …… 61

# 第1章

# せぼねの病気の基礎知識

# 腰痛の9割が治る時代

日本人の国民病ともいわれる「**腰痛**」。厚生労働省の行なった大規模調査によると、2800万人の人が腰痛に悩んでいるといいます。腰痛治療はここ15年ぐらいのめざましい進歩によって、今は、その9割が治る時代です。

腰痛を引き起こす病気はいろいろありますが、ここでは、背骨の三大疾患ともいえる、**腰椎椎間板ヘルニア**、**脊柱管狭窄症**、**脊椎圧迫骨折**を中心にお話ししていきます。

まずは、病気や治療のことがわかりやすくなるように、背骨のしくみについて説明しましょう。

# 体の大黒柱 背骨のしくみ

## 背骨は骨が連なってできている動く柱

背骨は椎骨という短い骨が24個連なってできています。上から順に7個の椎骨からなる**頸椎**、12個からなる**胸椎**、5個からなる**腰椎**という3つの部分に分けられ、さらにその下に仙骨、尾骨が続いています。

これらが積み木を重ねたようにかさなって1本の柱となり、体を支えながら、曲げたり伸ばしたり、ひねったりという動きを可能にしています。

背筋を伸ばして立っているときの背骨は、前から見るとまっすぐですが、横から見ると緩やかなS字状にカーブしています。このカーブによって、重い頭を支えながら、体にかかる負担や衝撃を分散しています。

## クッションの役割を担う椎間板

椎骨は、腹側の円柱形をした椎体と背中側の複雑な形をした椎弓からできています。椎骨と椎骨の間は、椎間板と椎間関節で連結されています。軟骨でできた**椎間板**は非常に弾力性に富み、椎体と椎体の間にあって、椎骨同士が直接ぶつからないように**クッションの役割**を果たしています。

椎間関節は、椎弓と椎弓を連結し、さらに、椎体の前面を縦に走る前縦靭帯、後ろ側を走る後縦靭帯、後方の椎弓をつなぐ黄色靭帯によってつながっています。

椎体と椎弓の間、背骨の中心は中空になっていて、椎骨が連なっていることでできるトンネルのような空間が脊柱管です。**脊柱管は神経の通り道で、脊髄が通っています**。

## 脊髄は脳神経と同じ中枢神経

脊髄からは末梢神経が椎骨の間から出て、全身に伸びて、脳からの指令を体に伝えたり、体からの情報を脳に伝えたりしています。**末梢神経が脊髄から枝分かれする根元の部分を神経根といいます**。また、末梢神経は腰椎のあたりから、馬尾と呼ばれる神経の束になり、脊柱管の中を通っています。

神経には、それぞれ担当領域があるため、症状があらわれている部位などを調べることで、神経のどこが障害を受けているか推測することができます。

## 背骨も老化する

骨も他の組織と同じように**新陳代謝を繰り返していて**、年を重ねるとともに代謝が変化していきます。つまり、**背骨も老化するのです**。

そして、背骨の変性や変形の大きな要因が老化なのです。背骨のなかでまず加齢の影響を受けるのが、椎間板といわれています。椎間板が年をとるとともに変性してクッションとしての役割を果たせなくなると、背骨の並びがずれて不安定になってきます。すると、何とかバランスを保とうと、とげのような骨（骨棘）が生じるなど、骨の形が変形したりします。その結果、痛みやしびれなどの症状が現れるようになるのです。

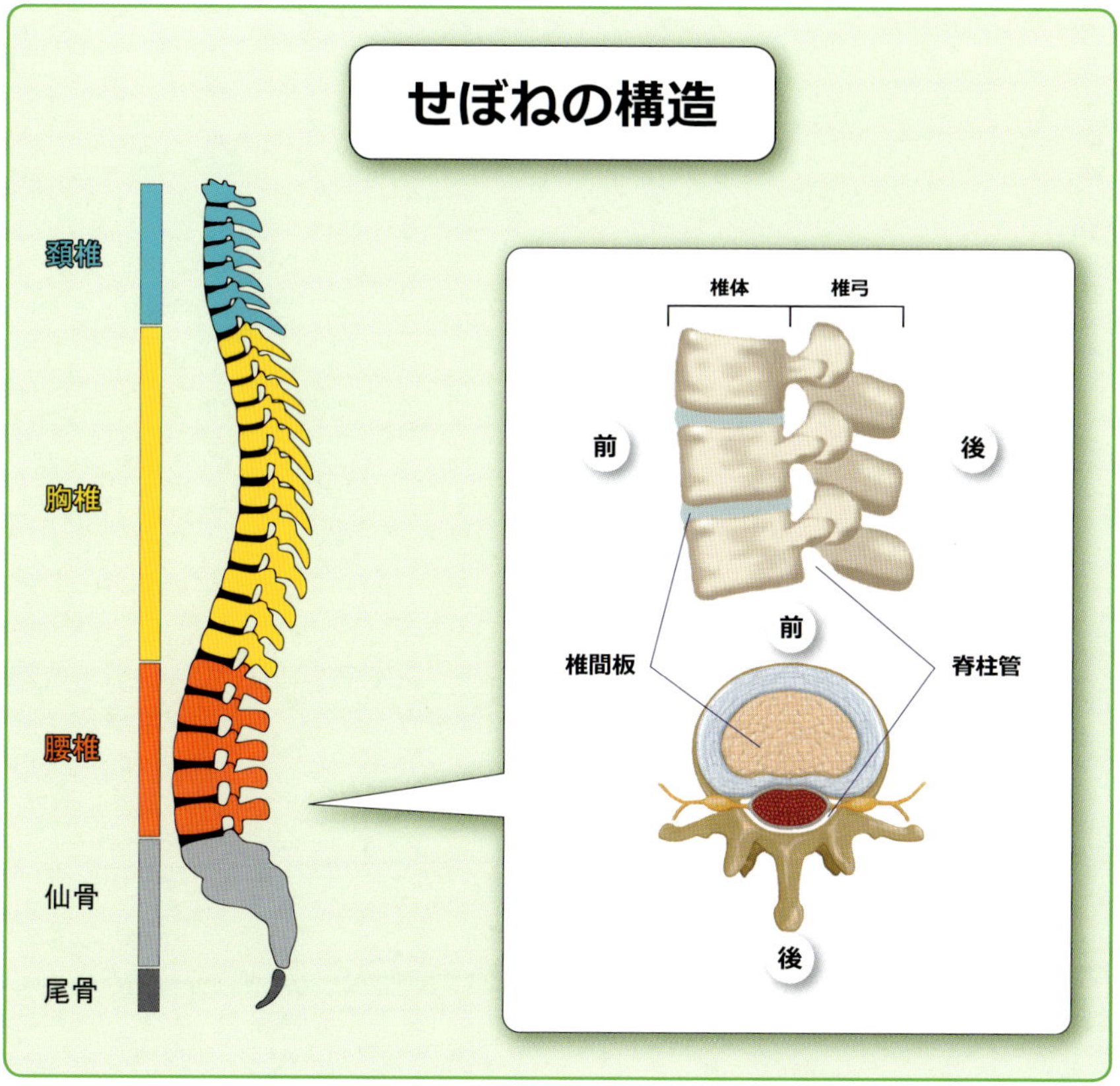


背骨の三大疾患や、そのほかの背骨の病気の多くは、骨や椎間板などの変性、変形によって神経に障害が生じて起こるものなのです。

## 働き盛りに多い椎間板ヘルニア

椎間板は、中央部にはゼリー状の髄核があり、周囲をコラーゲンを主成分とした丈夫な線維輪が囲む二重構造になっています。80％が水分でできていて、とても弾力性に富んでいますが、20代後半から徐々に水分が失われていき、弾力性もみずみずしさも失われていきます。その結果、もともとの厚みを保てなくなり、つぶれて薄くなります。

椎間板が薄くなったところに、長時間のデスクワークなど、無理な姿勢で過ごして過度に負担をかけたり、重い荷物を持ち上げたり、激しい運動で強く押しつぶされるなどすると、線維輪に傷みが生じます。これを何度も繰り返すと、**線維輪に裂け目ができて、そこから中にある髄核が飛び出してきてしまいます**。

この状態が**椎間板ヘルニア**です。椎間板ヘルニアは背骨のどこにある椎間板にも生じますが、腰の骨の部分で起こった場合を「腰椎椎間板ヘルニア」、首の骨の部分で起こった場合を「頸椎椎間板ヘルニア」といいます。

椎間板ヘルニアは、**20〜40歳代と比較的若い世代やスポーツ選手に多くみられます**。さらに、加齢とともに水分が失われ、その柔軟性が失われることから、年を重ねるほど少しの負担でヘルニアになる可能性が高まります。

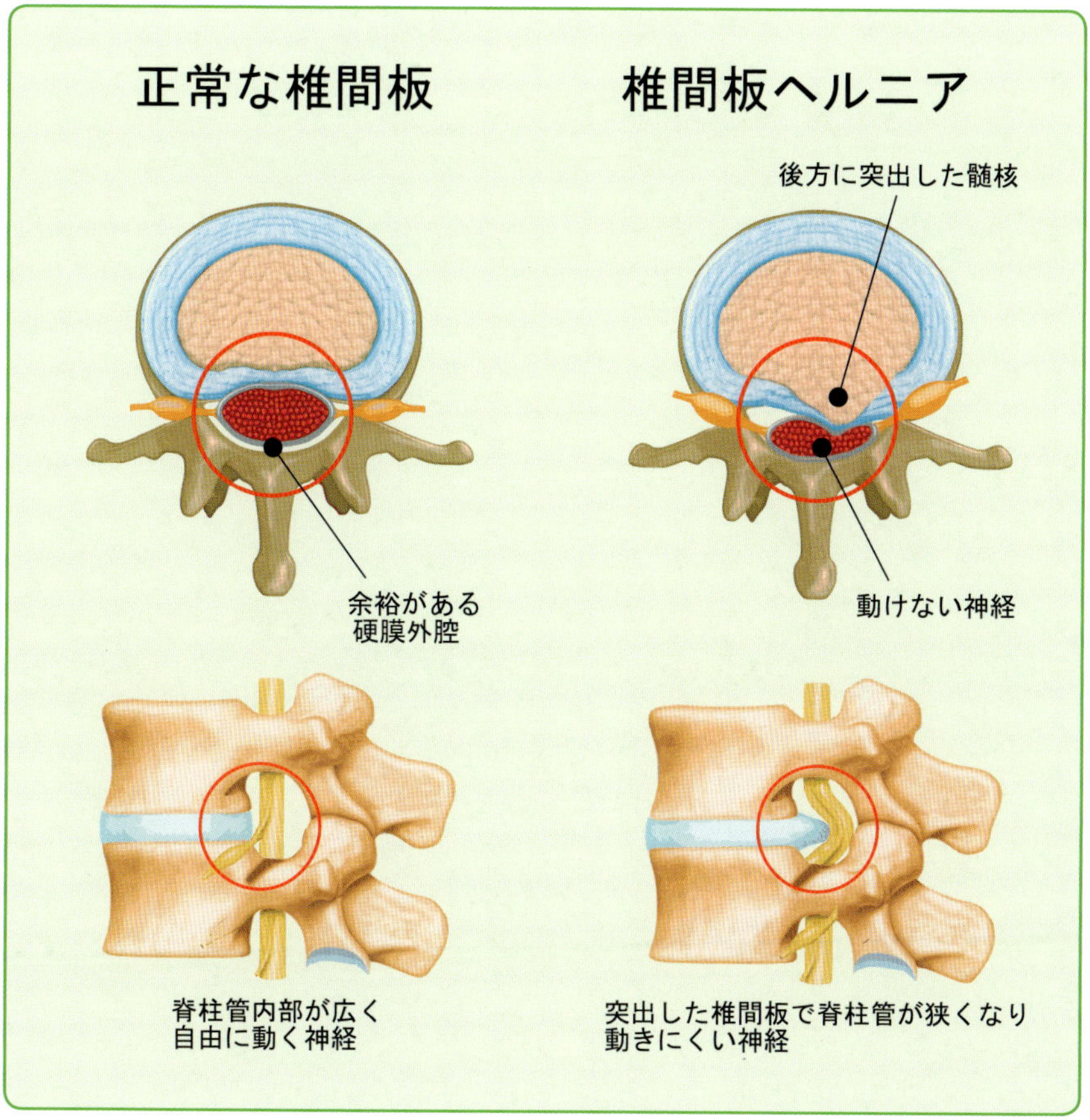
正常な椎間板
椎間板ヘルニア
後方に突出した髄核
余裕がある
硬膜外腔
動けない神経
脊柱管内部が広く
自由に動く神経
突出した椎間板で脊柱管が狭くなり
動きにくい神経

## 椎間板ヘルニアの4つのタイプ

椎間板ヘルニアは、椎間板の飛び出し方によって4つのタイプに分類できます。

### ◆膨隆型

髄核が線維輪を押し出してしまい、椎間板の一部がふくらんでいる状態です。髄核に裂け目は入っているものの、外側にまでは達していないので、髄核は内部にとどまっています。

### ◆突出型

線維輪が完全に裂けてしまい、髄核が飛び出した状態です。

### ◆脱出型

髄核が、線維輪と椎骨をつないでいる後縦靱帯を破ってしまい、大きく飛び出した状態です。

### ◆遊離型

飛び出した髄核の一部が分離して、元々の位置から移動した状態です。

ヘルニアによる症状は、単純に膨隆型が軽くて、遊離型が重症ということはなく、椎体の後方にある神経や靱帯との関係など、周囲の組織とのかかわりによって左右されます。治療はこうした点を踏まえ、ヘルニアの大きさや広がり方、痛みの部位、程度など、あらゆる角度から検討して進めていきます。

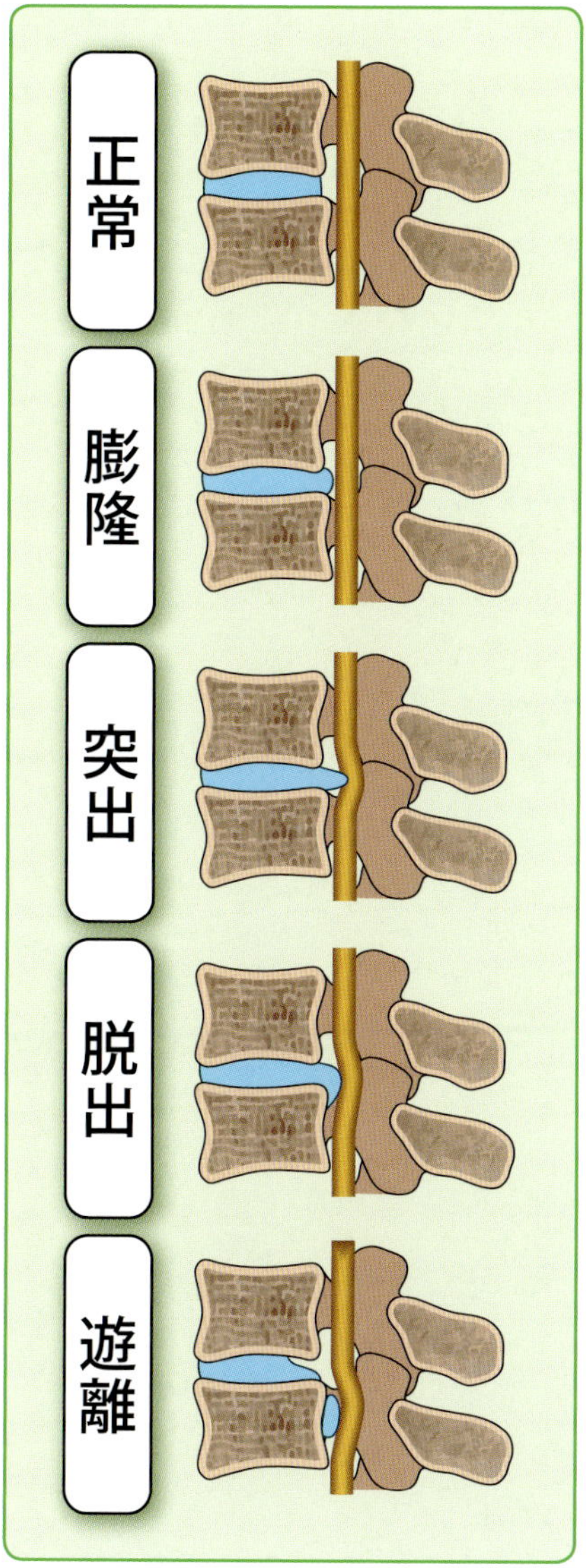

## 痛みの発生メカニズム

椎間板ヘルニアになると、飛び出したヘルニアが後方を走る神経を圧迫して、痛みが生じます。痛みを発生させるメカニズムには次のような3種類があります。

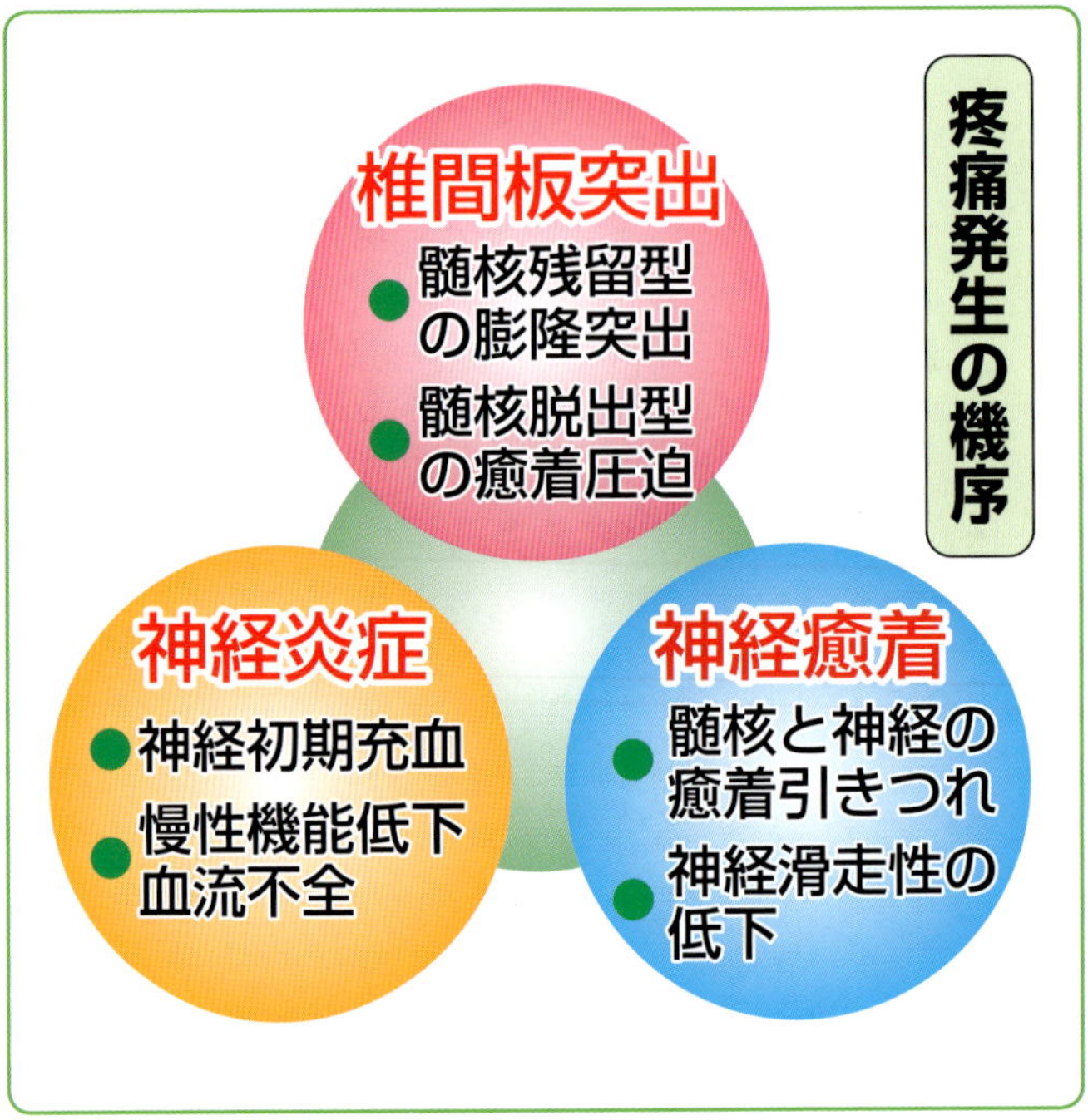

疼痛発生の機序
椎間板突出
髄核残留型の膨隆突出
髄核脱出型の癒着圧迫
神経炎症
神経初期充血
慢性機能低下血流不全
神経癒着
髄核と神経の癒着引きつれ
神経滑走性の低下

## ◆椎間板突出による神経圧迫

椎間板に体重などが加わって、椎間板が強く押されて突出した部分が、神経を圧迫することによって痛みが生じます。突出したヘルニア部分が、大きく硬いと痛みが強くなります。

## ◆神経周辺の癒着

盛り上がった靭帯あるいは脱出した髄核が、神経と癒着することによって痛みが生じます。長期間、ヘルニアと神経が接していると、粘性の高い物質が出現して、癒着が強まり、神経が動けなくなってきます。本来、脊柱管内で自由に動くはずの神経のすべりが低下して、神経に引きつれやゆがみが起こってくるのです。

## ◆神経の炎症または機能低下

神経の周囲が充血炎症したり、神経の機能が低下して、神経麻痺やしびれなどが生じている場合です。充血炎症は初期の急性疼痛を引き起こします。

どの痛みの発生原因を主に抑えるかによって、治療方法が異なってきます。

## 腰椎椎間板ヘルニアの症状

腰椎椎間板ヘルニアでは、急性の激しい痛みが生じます。そのほかには、**腰痛、脚の痛みやしびれ、いわゆる座骨神経痛**が特徴です。脚の症状は片側だけにでることが多いですが、両側にでる場合もあります。

座骨神経は、腰椎からでてきた神経根が集まってできているため、腰椎で神経根が圧迫されると座骨神経に沿って痛みが生じます。また、どこの部分に痛みやしびれがあるかによって、どの神経根に障害があるかの見当がつけられます。

痛みは、前屈みの姿勢になると強くなり、椅子に長時間座っているのがつらくなります。せきやくしゃみで痛みが増し、重い物を持ったり、急に振り返ったりする動作が痛みに影響したりします。

症状がさらに進むと、脚の筋力が低下して力が入らなかったり、かかとやつま先が上げにくいなどの症状が現れます。

まれに、馬尾に障害が及ぶと、**尿が出にくくなったり、残尿、失禁など**の症状が現れることがあります。

治療の基本は、発症から3カ月は保存療法が中心ですが、筋力の低下や排尿の異常がみられたら重症なので、緊急に手術が必要な場合があります。

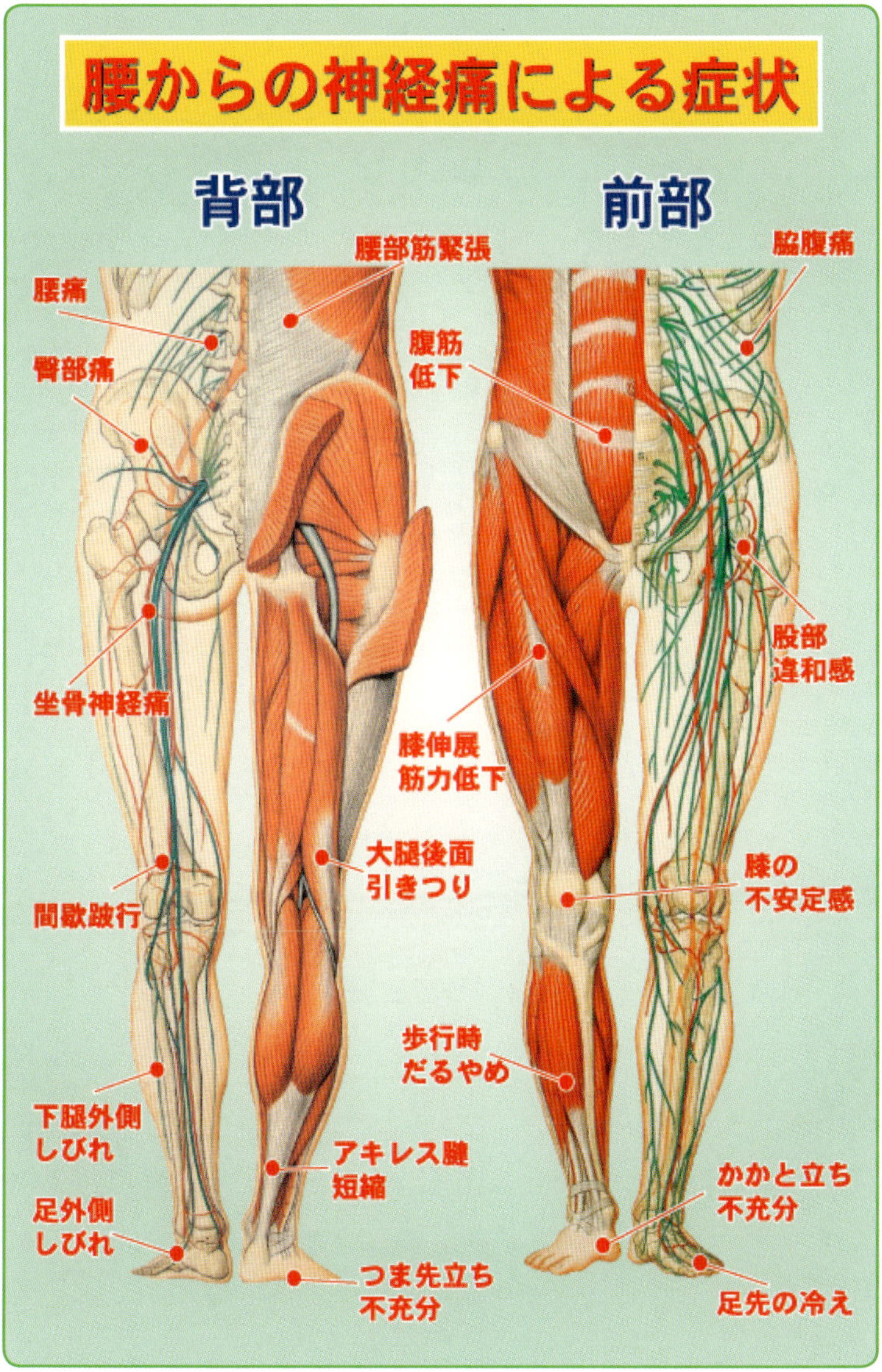
腰からの神経痛による症状
背部
前部
腰部筋緊張
腰痛
臀部痛
坐骨神経痛
間歇跛行
下腿外側
しびれ
足外側
しびれ
大腿後面
引きつり
アキレス腱
短縮
つま先立ち
不充分
腹筋
低下
膝伸展
筋力低下
歩行時
だるやめ
脇腹痛
股部
違和感
膝の
不安定感
かかと立ち
不充分
足先の冷え

## 頚椎椎間板ヘルニアの症状

頚椎を通っている脊髄は、脳から手や肩に向けて送られる信号がすべて通ります。そのため、頚椎椎間板ヘルニアによって、脊髄が圧迫されると上半身を中心にさまざまな症状が現れてきます。

病状の悪化は、首・肩部↓腕・手↓下半身の順番で進行します。

### ◆首・肩部症状

**肩こり、首・背中・胸の痛み、こり、だるさなど**を感じるようになります。原因は、頚椎後方にある椎間関節の動きが低下したり、変形です。この段階では、リハビリテーションを中心に、牽引、マッサージなどの保存療法を、症状にあわせて組み合わせた治療法で改善が望めます。

### ◆腕・手症状

**上肢の痛み、腕のだるさ、手のしびれやむくみ、握力低下、腕の筋肉の萎縮**が現れます。これらの症状は、ヘルニアが神経根を圧迫して起こる神経根症状といわれるもので、7つある頚椎の4番目以下の神経根が障害されると起こります。頚を後ろに伸ばすと頚や腕に激痛が走ることがあります。

### ◆頭部、顔面症状

**頭痛、目の奥が痛い、眼性疲労、眼の充血、耳鳴り、めまい、ふらつき**などの症状が起きます。原因は、頚椎の3番目以上の神経根が障害されているからです。こりや痛みがひどくなると、吐き気をもよおしたり、気分が悪くなったりします。

### ◆下半身症状

**脚のつっぱり、歩行障害、さらには尿コントロール障害、尿失禁など**の症状が現れます。下半身に症状がでたら、かなりの重症のサインです。こうした症状は、ヘルニアが脊髄を圧迫しておこる脊髄症状に数えられます。

脊髄症状には、ほかにも**手のしびれや筋力低下、筋萎縮、手足の痛み**などの症状があり、**ボタンがかけにくい、箸がうまく使えなくなる**など日常生活に支障をきたすようになります。

日常生活が不自由になってきたら、手術も視野に入れて治療を検討する必要があります。

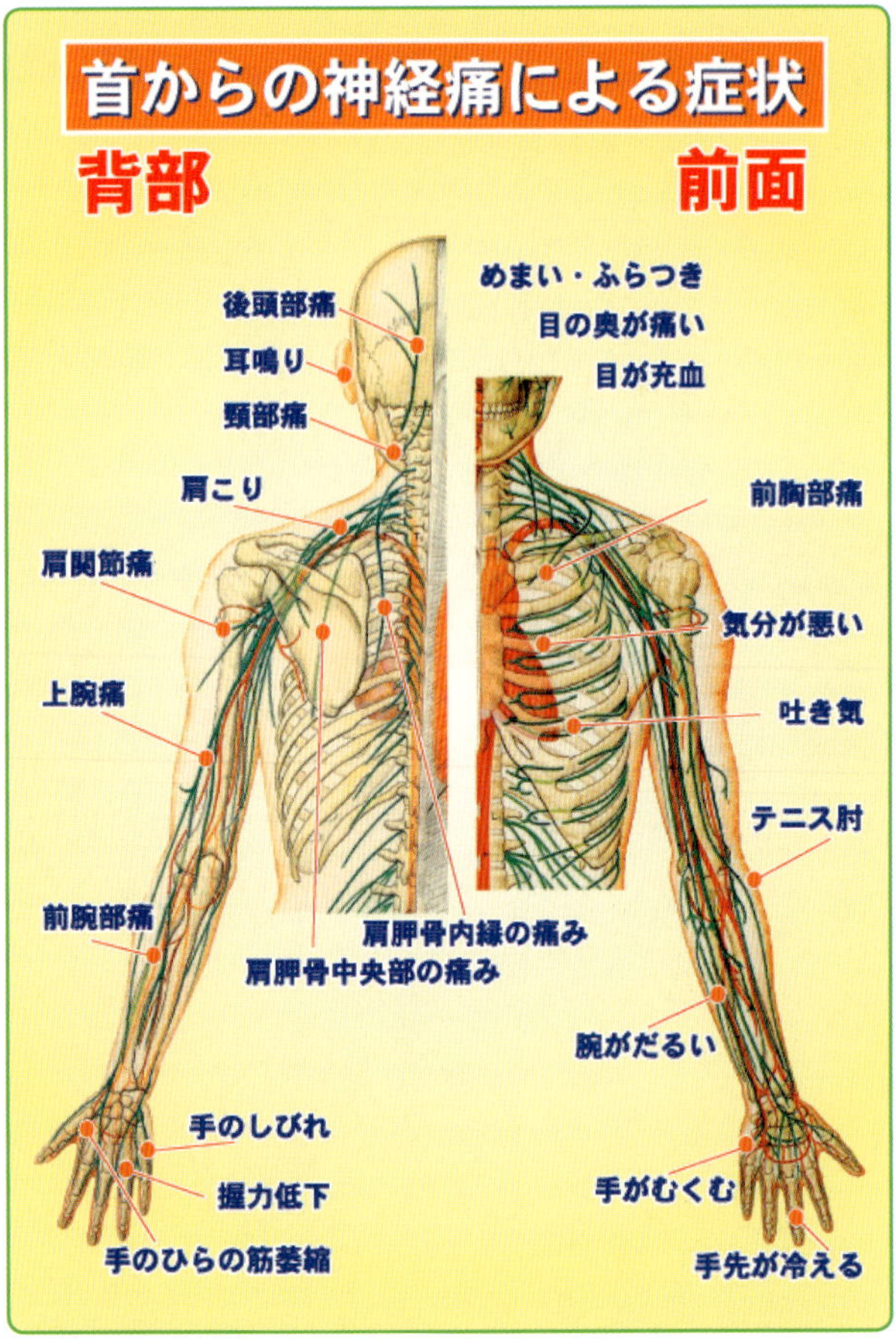
首からの神経痛による症状
背部
前面
後頭部痛
耳鳴り
頸部痛
肩こり
肩関節痛
上腕痛
前腕部痛
肩胛骨内縁の痛み
肩胛骨中央部の痛み
手のしびれ
握力低下
手のひらの筋萎縮
めまい・ふらつき
目の奥が痛い
目が充血
前胸部痛
気分が悪い
吐き気
テニス肘
腕がだるい
手がむくむ
手先が冷える

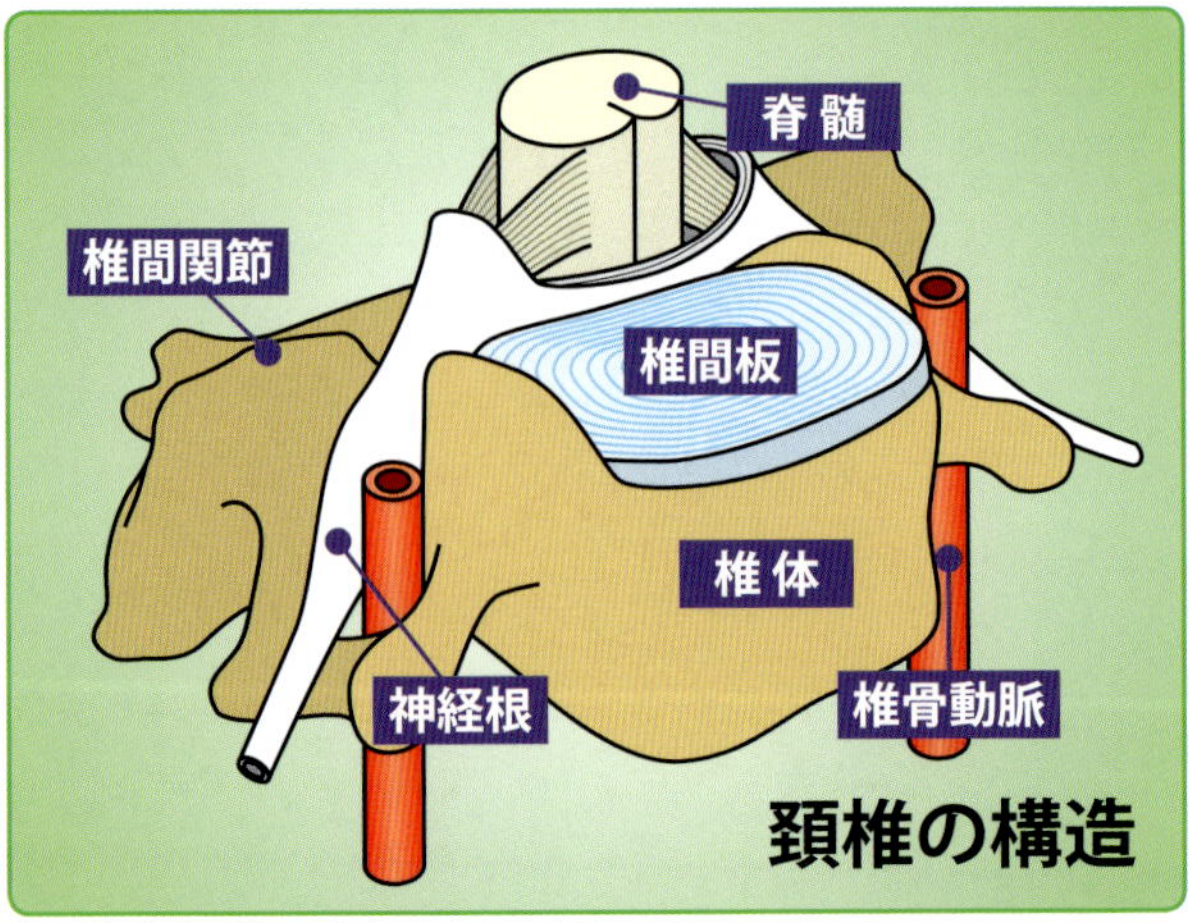
脊髄
椎間関節
椎間板
椎体
神経根
椎骨動脈
頸椎の構造

# 中高年を悩ます脊柱管狭窄症

## 背骨にある神経の通り道が細くなる

高齢化に伴い患者さんが増えていて、腰椎椎間板ヘルニアに次いで多いのが、**脊柱管狭窄症**です。

脊柱管狭窄症は**脊髄が通っている脊柱管が狭くなって、神経が圧迫され、しびれや痛みなどの症状が現れる病気**です。腰椎で起きると腰椎脊柱管狭窄症、頸椎で起きると頸椎脊柱管狭窄症と呼ばれます。

脊柱管が狭くなる最大の原因は、加齢による**椎間板や黄色靱帯**の変化です。患者さんは、椎間板ヘルニアの診断を受けたことがないのに、椎間板が飛び出しているケースが多く、自覚症状のないままヘルニアが進行し、脊柱管狭窄症になるという一連の変化がみられます。脊柱管狭窄症は**60歳代以降の人に多く**、椎間板ヘルニアのなれのはてと言ってもよい病気なのです。

椎間板が変形すると、椎間関節も無理な力が加わって変形して、不安定になり、ずれが生じます。さらに変形が進んでくると、椎骨に骨棘という棘のような出っ張りができたり、椎間関節が異常な形で大きくなったり、黄色靱帯が厚くなったりします。変形した椎間板や骨棘、黄色靱帯によって前後左右から脊柱管が狭められて、神経が圧迫されるのです。

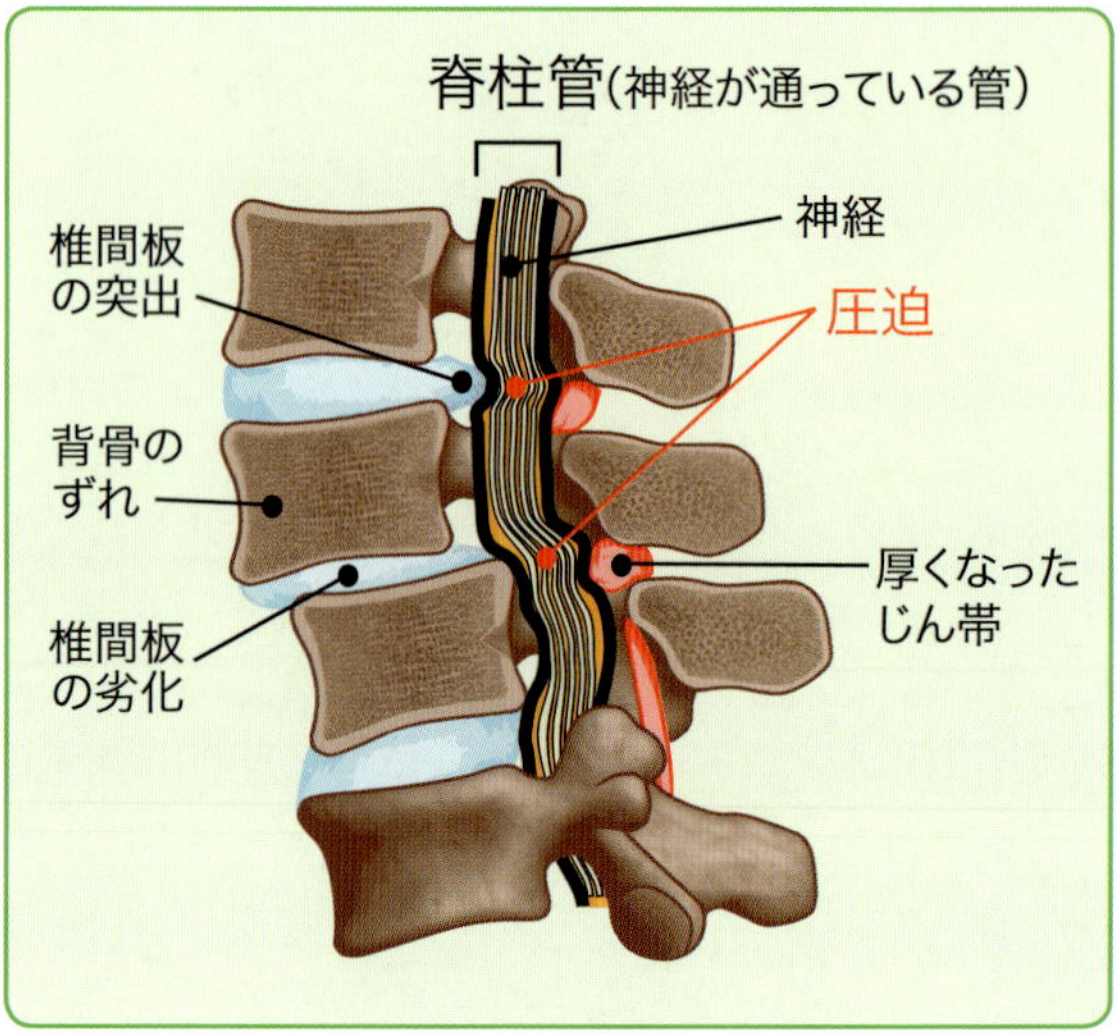


## 歩くと痛み、座ると楽になる腰椎脊柱管狭窄症の症状

脊髄やその周辺の血管が圧迫されるため、お尻から脚にかけて痛みやしびれがおこります。痛みやしびれは姿勢や動きに伴って変化します。

立ち続けていたり、歩いているとしびれや痛みの強さが増し、座ったり、前かがみになると楽になります。これは、立ったりして背骨を伸ばすと脊柱管が狭くなり、神経を圧迫するためです。反対に、前に曲げたり、座ると脊柱管が広くなるので、神経の圧迫がなくなり症状が軽くなるのです。**歩くのは大変でも、自転車をこいでも症状がでないのも、この病気の特徴です。**

脊柱管狭窄症で最も特徴的な症状は、**間欠跛行**と呼ばれるものです。**しばらく歩くと脚にしびれや痛みがでて歩けなくなり、少し休むとしびれや痛みがおさまり、歩けるようになり、再び歩き始めると、またしびれや痛みが現れるというものです。**

片側のお尻から脚に症状が現れる場合は、単一の神経根が圧迫されていると考えられます。お尻から脚にかけて広範囲のしびれや脱力感、排尿や排便の異常などがみられる場合は、馬尾神経の障害が考えられます。この両方の症状が混在していることもあります。

脊柱管狭窄症が悪化すると、寝ているだけでも痛みやしびれを感じるようになり、患者さんは大変つらく、日常の動作がかなり制限されてしまいます。

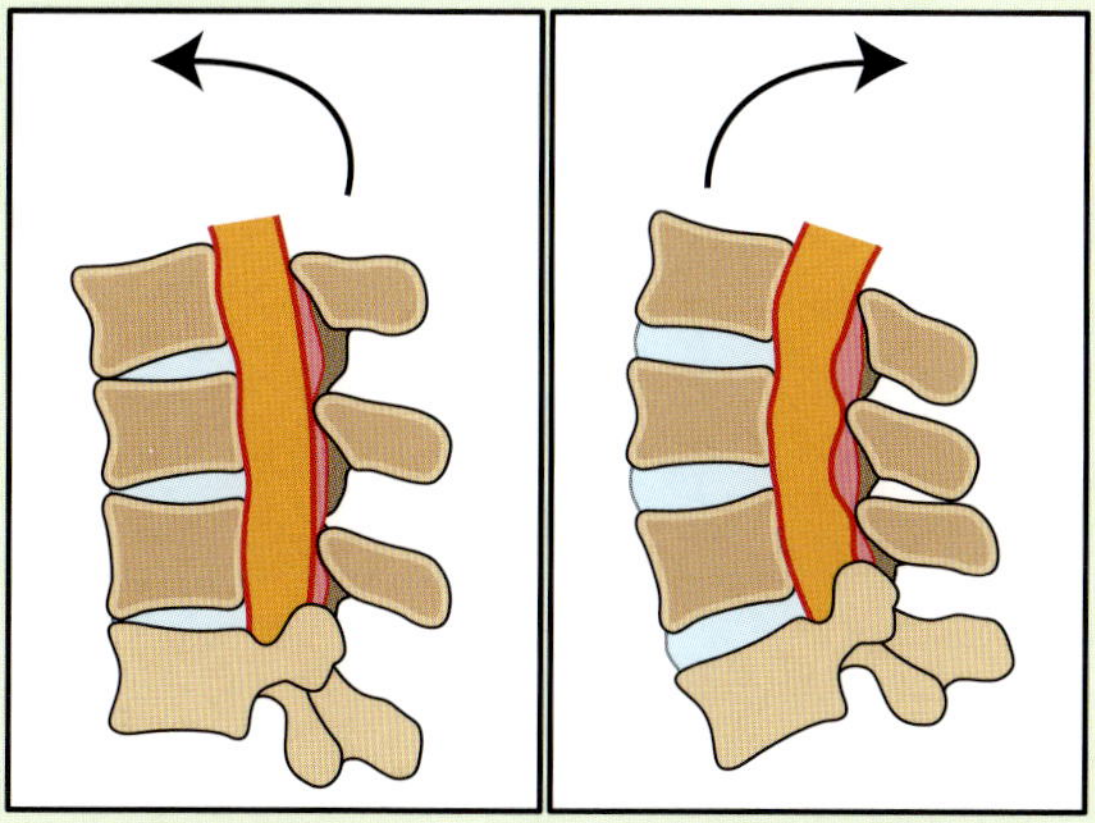

前に曲げたり座ったりすると
脊柱管が広くなる

背を伸ばしたり立ち続けると
脊柱管が狭くなる

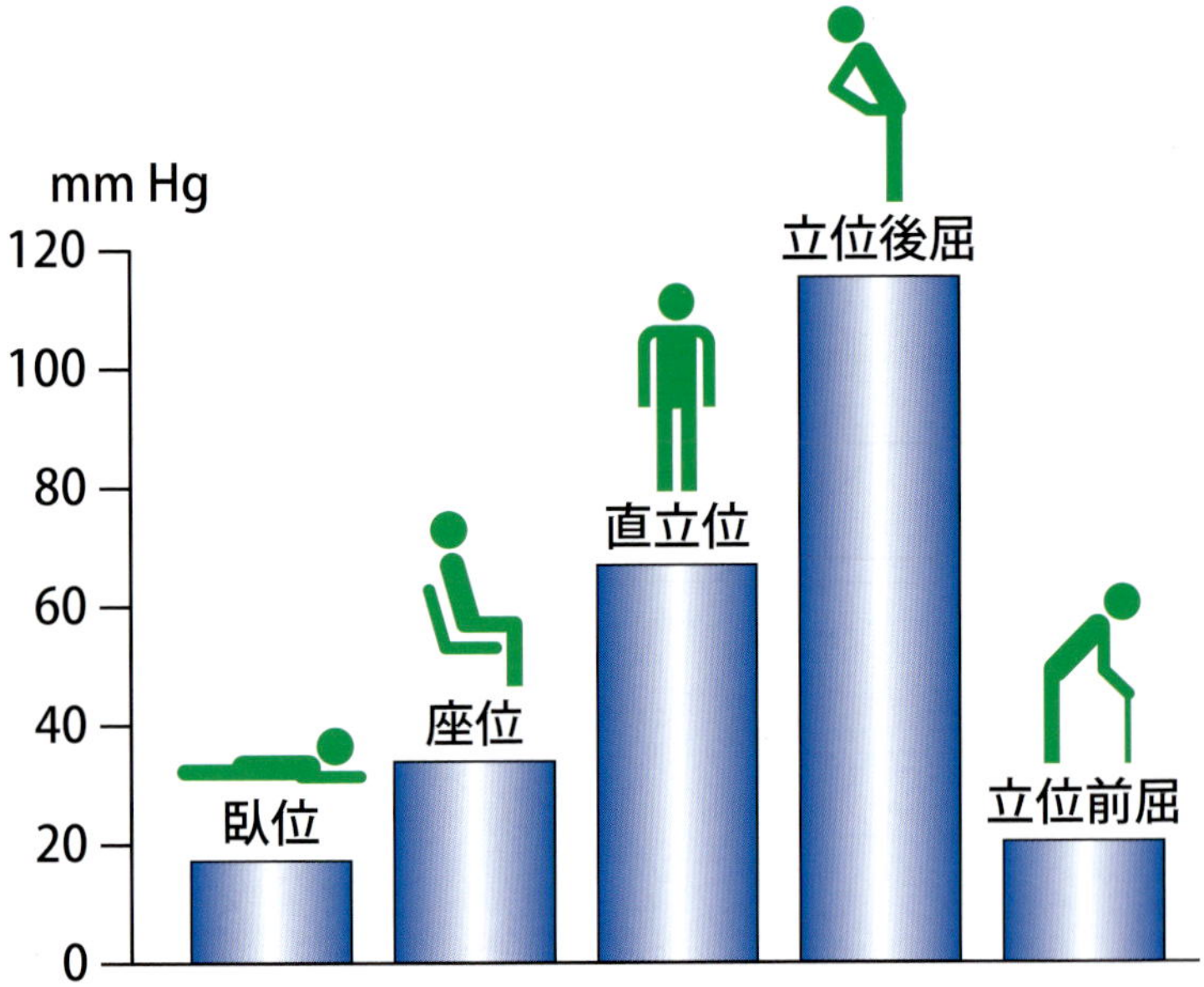


体位変化にともなう脊柱管狭窄度の上昇度

# 女性に多い脊椎圧迫骨折、骨粗鬆症

## 脊椎圧迫骨折の原因となる骨粗鬆症

**脊椎圧迫骨折は、背骨にヒビが入ったり、押しつぶされるように骨が折れてしまう病気です**。原因は、外傷や強い衝撃、ステロイド薬の副作用などもありますが、近年、もっとも多いのが**骨粗鬆症**です。

骨は、一生の間、ゆっくりとではありますが、絶えず古い組織を壊して、新しい骨をつくる新陳代謝を繰り返しています。骨の破壊と再生は、複数のホルモン、ビタミンDなどでコントロールされています。この絶妙なバランスが崩れると、再生が破壊に追いつかなくなり、骨の組織が荒く、スカスカになってしまいます。これが骨粗鬆症です。

骨の代謝に深く関わっているホルモンのひとつが、女性ホルモンのエストロゲンです。エストロゲンは、骨の破壊を抑える働きがあり、骨が弱くなるのを防いでいます。閉経後の女性に骨粗鬆症が多いのは、エストロゲンの分泌が減少してしまうためです。そのため、患者数は加齢と共に増えて、80歳以降になると男性も増えてきます。

# 骨《こつ》粗《そ》鬆症《しょうしょう》と圧迫骨折

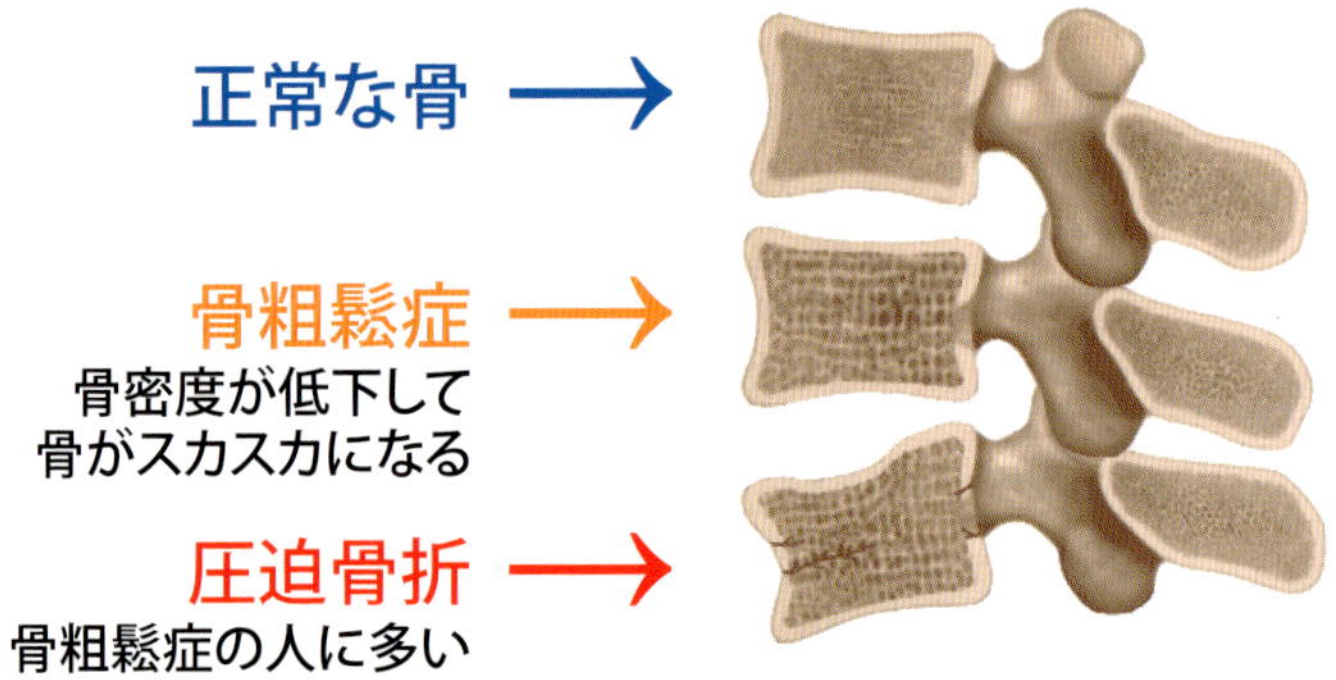


**骨粗鬆症になっても、自覚症状はほとんどなく、医師の指摘を受けて初めて気づいたりしますが、骨折をして見つかることがほとんどです。**

骨粗鬆症になると、尻もちはもちろん、くしゃみをしたり、重いものを持ち上げたりといった、ちょっとしたきっかけで、いつのまにか骨折していることがあります。もろくなった椎骨がつぶれてしまうのです。

また、積み重なっている椎骨が、体の重みに耐えられず、徐々につぶれて変形する場合もあります。

## 背中が曲がり、身長が低くなる

主な症状は、**寝返りをうつ時や、起き上がる時、体を動かした時に痛みが出ること**です。たいていは、原因がわからず、あるときから痛みが生じます。背中のほか、腰に痛みが生じることもあります。痛みが激しくて、寝返りをうつことも、仰向けに寝ることもできなくなる場合もあります。

潰れた椎骨がそのまま固まっていくと、痛みも軽くなります。ただ、骨がつぶれたままなので、圧迫骨折がいくつも起こると、背骨が曲がって背中が丸くなったり、背が低くなったりします。

なかには、つぶれた骨が固まらず、**強い痛みが続いたり、下肢のしびれや麻痺などの症状が現れる**こともあります。

骨折による背骨の変形が進み、前屈みの状態がひどくなると、お腹が圧迫されて、胃液が逆流する逆流性食道炎を起こしたり、食欲がなくなったり、また、心臓や肺の働きが低下して、呼吸が苦しくなったり、脈がみだれたりすることもあります。

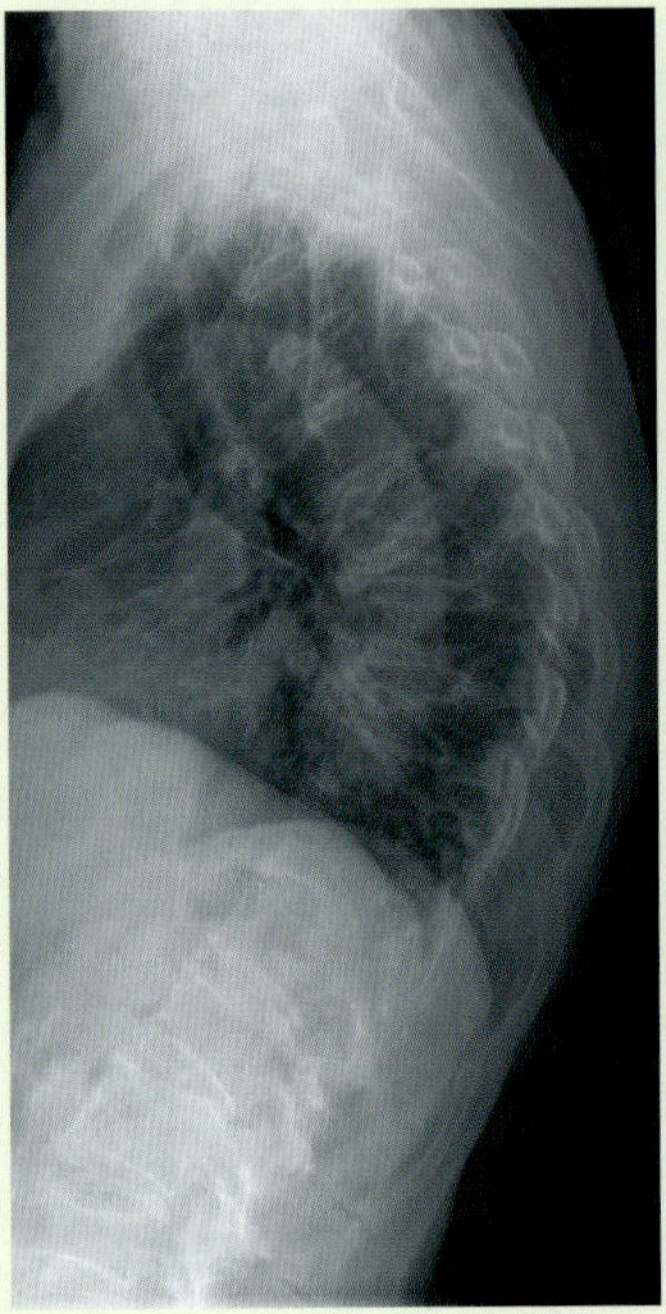

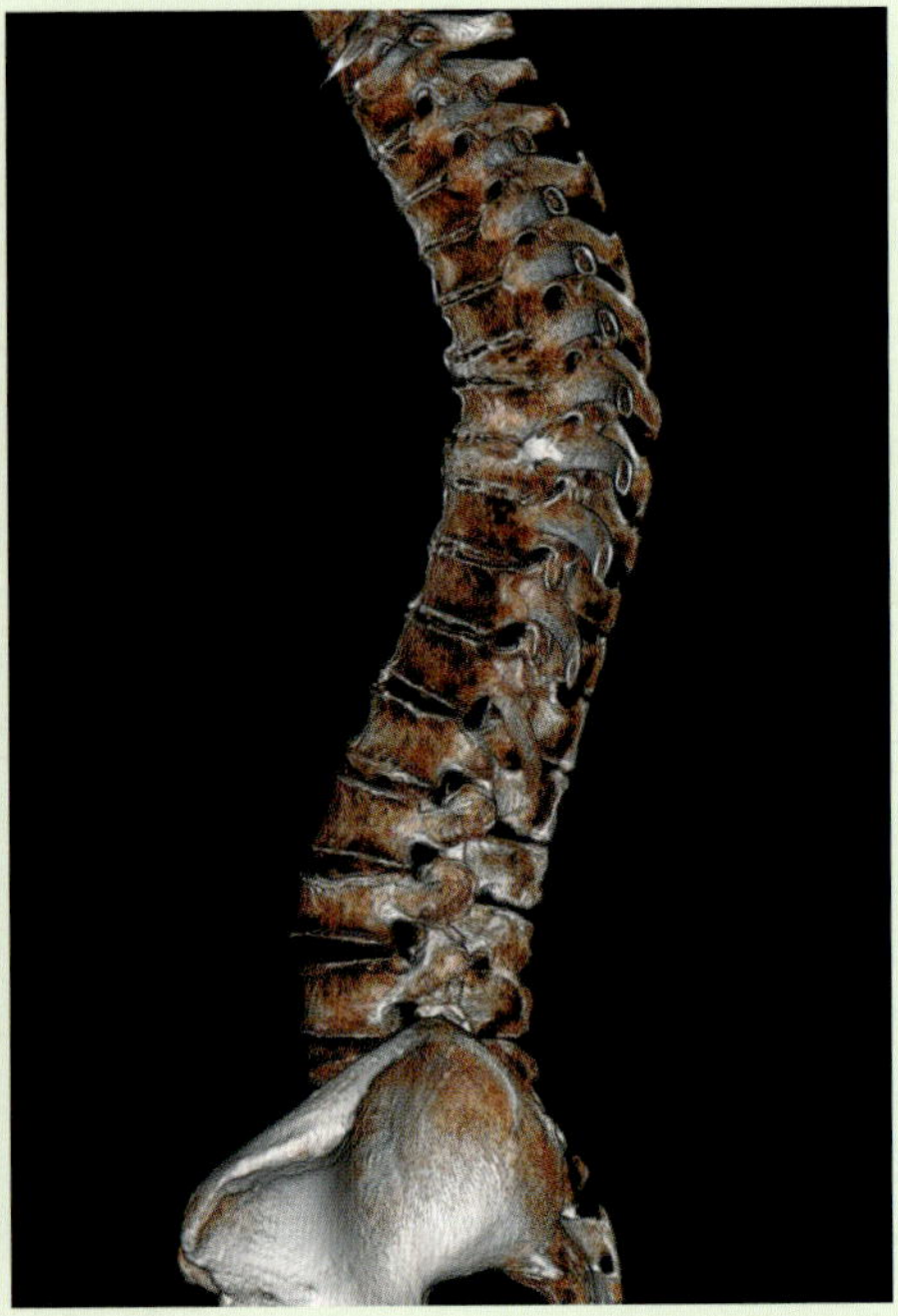

背骨がつぶれた!

⬇

寝起きが大変

⬇

背中が丸くなる

⬇

お腹が圧迫される

⬇

呼吸や胸がつらい

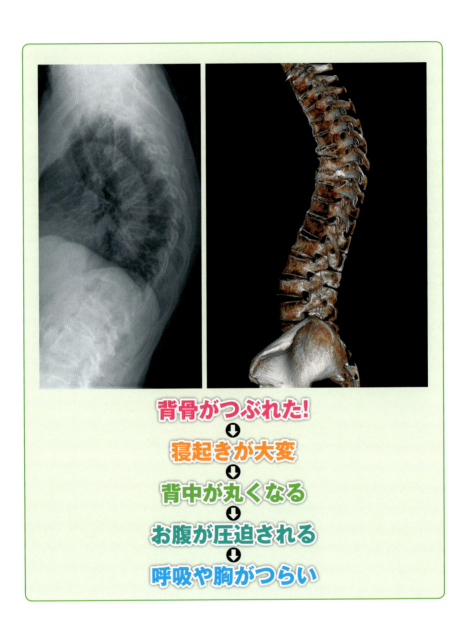

# 第2章

# 痛みの原因を探る「脊椎ドック」

# 診察の進め方

正確な診断をするために、医師は、必要と思われる情報をできる限り患者さんから引き出すように努めています。診断のためには、問診、視診や触診などを行う診察、画像検査を行います。

## 痛みの背景、特徴を探る問診

問診では、痛みの状態などについて、具体的に聞いていきます。

**◎どの部分に、どんな症状があるか。**
**◎痛みやしびれの種類と程度はどのくらいか。**
**◎いつから症状が始まったか。きっかけはあったか。**
**◎動作や姿勢が症状に影響するか。**
**◎排尿の具合はどうか。**

さらに、年齢、趣味、仕事の内容、スポーツ歴やケガの有無、喫煙の有無、これまでかかった病気や受けた手術、現在治療中の病気なども聞きます。

## ◆問診から病名を探る

【50代男性。運送業に従事。ただし、現在は痛みのため休職中】

◎数年前から腰痛があり、最近は歩くのもつらいほど痛む。
◎特に右足が痛く、引きずるようにしか歩けない。
◎痛みが強くなると、ビリビリとしびれる感じもする。
◎腰を強く打つ、激しいしりもちをついたなどのきっかけは思い当たらない。

以上のような訴えがあった場合は、腰椎椎間板ヘルニアが疑われます。

【70代女性】

◎背中をまっすぐにすると痛みが強くなり、背中を丸めると楽になる。
◎休み休みでないと歩けない。
◎わずかな段差につまづくことがある。
◎尿が出にくい。

この場合は、脊柱管狭窄症と考えられます。

このように問診は、患者さんが考えている以上に診断のための重要な情報となるので、先に問診票をお渡しして記入していただき、そのうえで詳しく聞くようにしています。

痛みが強くてどこが痛いのかわからない患者さんもいます。ですから、質問は、およその病気の予想をつけながら、「突然痛くなったのか」「ずっと痛かったのか」「足の痛みがあるのか」「痛みは歩けないほどなのか」「何メートルぐらいなら歩けるのか」というように、答えやすいように順を追って聞くようにします。

## 痛みの場所、程度を探る診察

問診をもとに、患者さんの体を見たり、触れたり、いろいろな検査をして、体のどこに、どんな症状が起こっているのかを調べていきます。

### ◆視診

目で見る診察は、患者さんが診察室に入ってくるところから始めています。姿勢や歩き方、座り方がどうか、左右どちらかに傾いていないか、前かがみか反り気味か、歩幅はどうかなど、ふだんの振る舞いのなかからたくさんの情報を得るため注意を払います。

こうして、問診では出てこない症状を見落とさないようにするのです。

問診が終わった後には、患者さんが症状を訴える患部を見て、腫れや変形があるかどうかなどを確認します。そして、患者さんに立ってもらい、体を左右にひねったり、前かがみになったり、後ろにそってもらったり、首を回してもらったりします。そのときに痛みが出るか、動きはスムーズか、動く範囲はどのくらいかなどを観察します。

## ◆触診、神経学的検査

続いて、筋肉の緊張、関節の腫れ、患者さんが痛いと訴える場所を押したり、軽くたたいたりして痛みがでるか確認します。

さらに、神経学的検査と言って、感覚や運動にかかわる神経に障害があるかどうかを調べます。

### ◇痛みの出方を調べる

あおむけに寝ている患者さんの脚を、膝を伸ばした状態で持ち上げる、うつぶせに寝ている患者さんの脚を、膝を曲げた状態でお尻を抑えて持ち上げる、といった検査を行い、痛みの出方をみます。

### ◇筋力を調べる

医師が患者さんの足の指先や膝、ももに触れて力を加えるのに抵抗して患者さんに力を入れてもらいます。特定の筋力を調べることで、そこを支配する神経の状態を判断します。

### ◇腱反射を調べる

ひざ下やひじを、ゴム製の小さなハンマーで軽くたたいて反射を調べます。神経に異常があったりすると過敏になったりします。

### ◇皮膚の感覚を調べる

筆で触って感触があるか、ピンでつついて痛みがあるか、右と左で差があるかなどを調べて、神経が障害を受けていないか、障害を受けている範囲はどのくらいかを調べる。

神経根にはそれぞれの支配領域があるので、こうしたさまざまな検査を行うことで、脊椎のどの部分に障害が起こっている可能性があるのかがわかります。

## 診断を確認する画像検査

問診や診察から骨の異常が考えられたら、画像検査を行って詳しく骨や神経の様子を観察して、どんな問題が起きているか確認します。

画像は、問診や視診、触診の診断の裏付けとして行うものです。どんなに精度の高い画像がみられるようになっても、画像だけをみて診断するようなことはありません。医療の基本はいつの時代も「医は仁術」なのです。

## ◆骨を調べる

### ◇レントゲン検査

骨の病気が疑われるときは、基本的に必ず実施するのが、エックス線検査ともいわれるレントゲン検査です。レントゲン検査で調べるのは骨の状態で、問診や身体所見の結果をもとに、患部と疑われる部分を正面と側面の2方向からとります。さらに、**斜めから撮ったり、前屈や後屈をした状態で撮ったりして、骨のずれなどを見たりします**。

椎間板や神経は映りませんが、椎骨と椎骨の隙間がどのぐらいあいているか、腫瘍や骨折しているかどうかなどを調べることができます。

デジタル式なので、撮影してすぐモニターに映し出して確認できるので、迅速な診断が可能です。

また、手術中には、レントゲン透視装置を使い、針や小鉗子が体内のどの位置にあるのかリアルタイムで把握しながら、神経や血管を避けて目的の場所に達するのに活用しています。

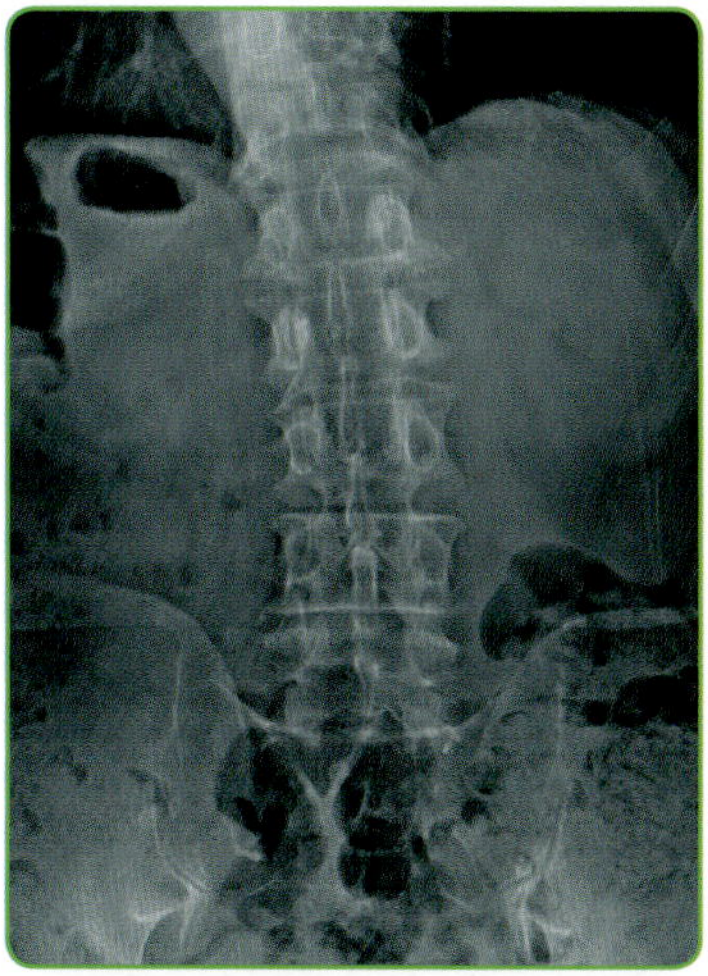

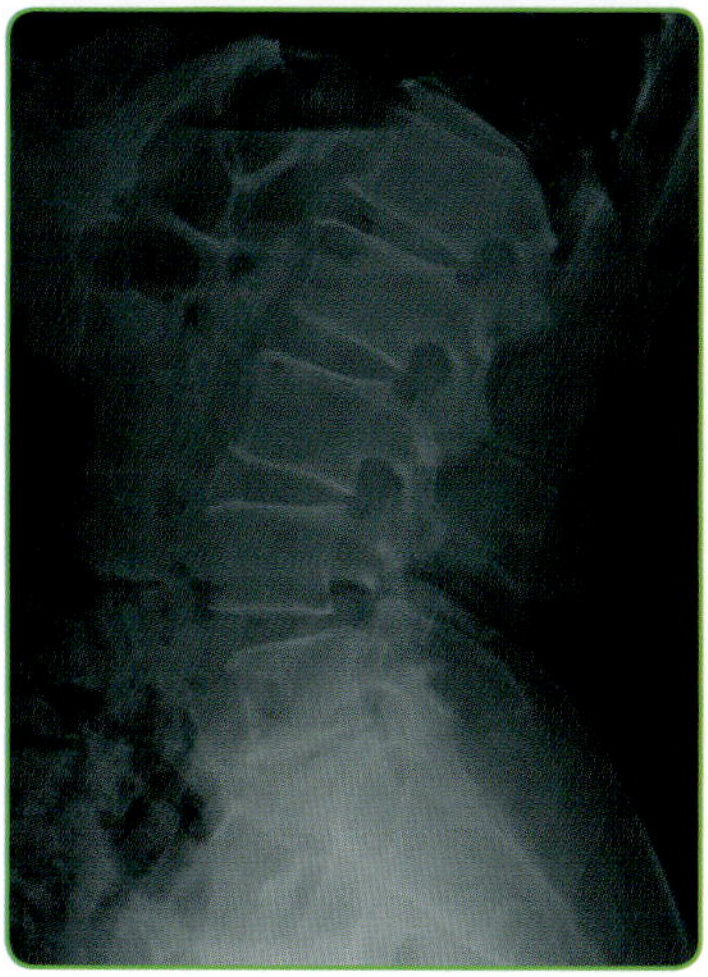

## ◇CT検査

CT（コンピュータ断層撮影）は、エックス線を体の周囲にあてて得たデータをコンピュータで処理することによって画像化する検査です。

当院の最新CTは、物体を輪切りにした横断面だけでなく、どのような角度でも撮影することができます。

**CTは特に骨組織の撮影に優れているため、骨を詳細に調べることができ**、圧迫骨折や骨棘、椎間板の石灰化、硬化した靭帯の診断に役立ちます。

また、難しい手術の前には、CTで得られた鮮明な3D画像を使い、綿密なシミュレーションをすることもあります。

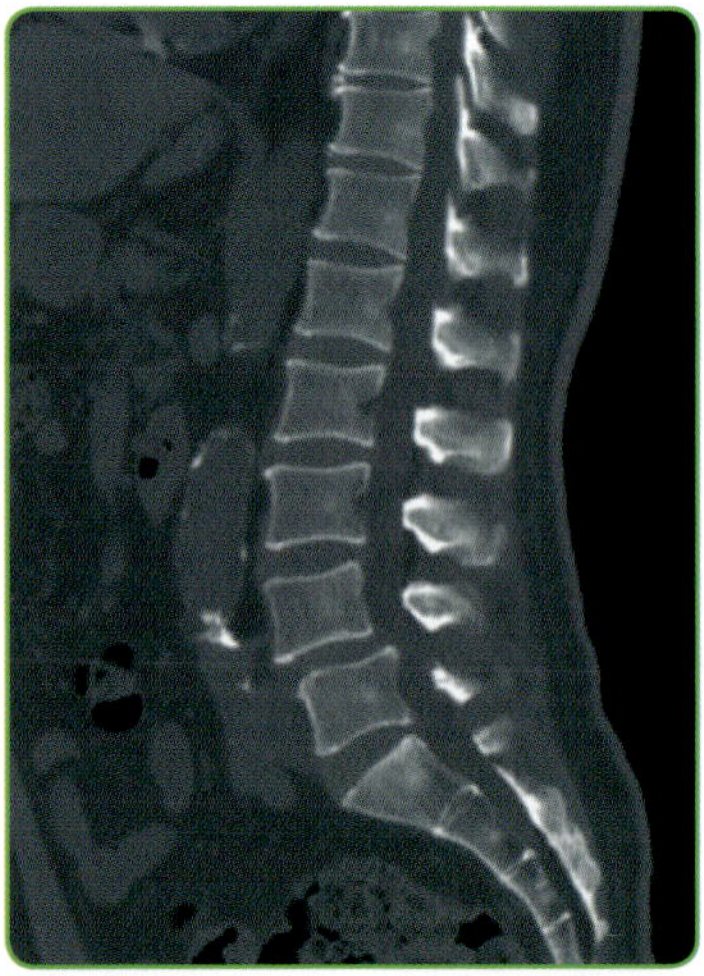

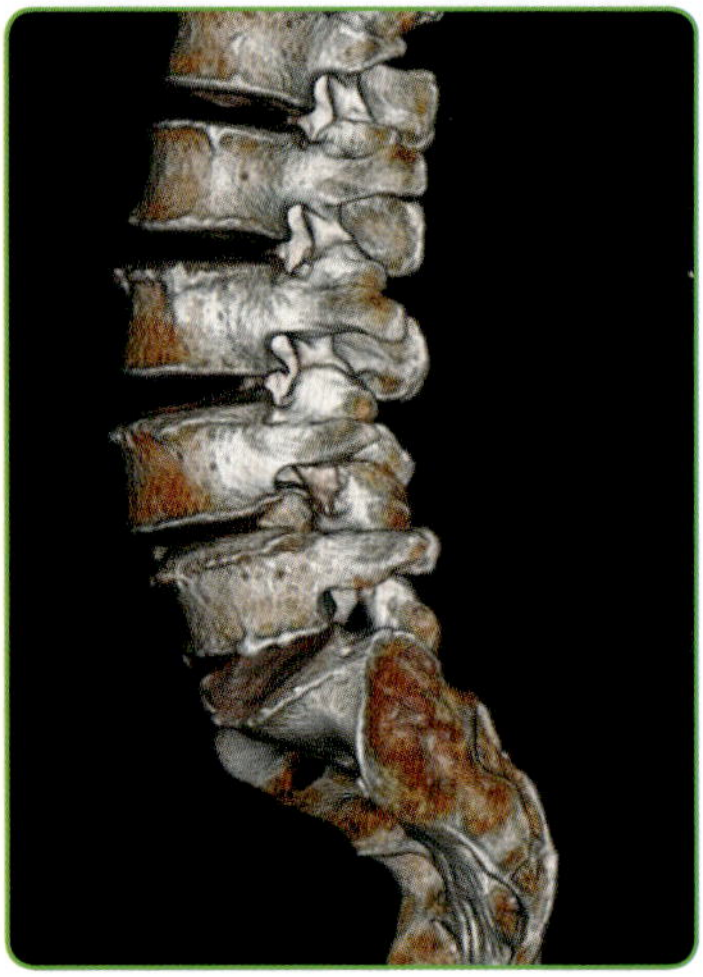

## ◆神経や椎間板を調べる

### ◇MRI検査

MRI（核磁気共鳴画像法）は、磁気を利用して体の断層面を撮影するもので、あらゆる方向から撮影できます。**椎間板や神経などの軟部組織を写し出すのに優れていて、椎間板ヘルニアの診断や脊柱管狭窄症などによる脊柱管内の神経への圧迫を調べるのに活躍しています。**

骨棘の突出による脊柱管狭窄がどのぐらいなのかはCTでもとらえられますが、頚椎であれば脊髄内の変性、腰椎であれば神経根の状態はMRIでないととらえることができません。圧迫骨折に関しては、MRIだと新しい骨折か古い骨折かまで判断できます。

MRIは、磁気を使うため、ペースメーカーなどの電子機器、ステントなど金属が体内に入っている人は、使えない場合があります。

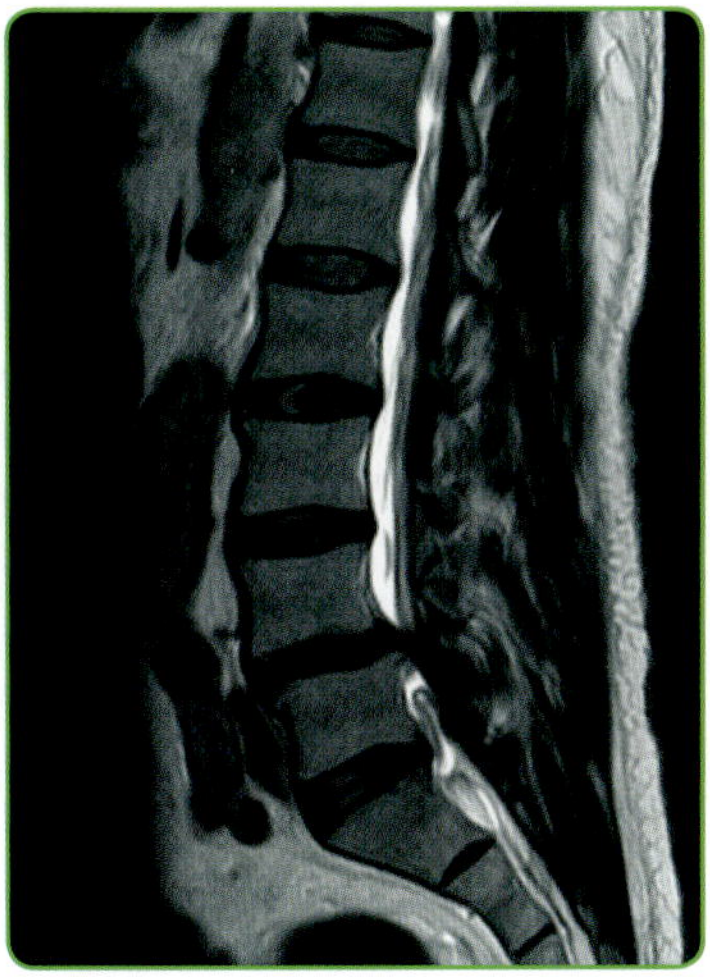

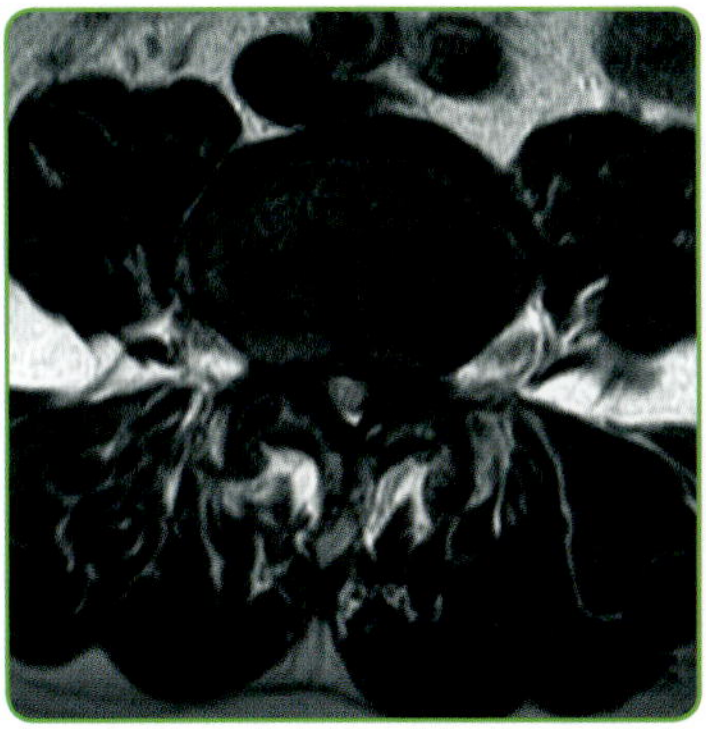

### ◇造影検査

エックス線を通さない造影剤を体内に注入してレントゲン検査を行う検査です。レントゲンの単純撮影では写りにくい脊髄や神経などがはっきり確認できます。

### ◇神経根造影検査

神経根を覆う膜の周囲に造影剤を注入してレントゲン撮影をします。数本ある神経根のどれが病変かを突き止めるのに使います。脊椎管狭窄症や椎間板ヘルニアの手術前に、より詳しい情報をえるために行うオプション検査で、必要なときにのみ行います。

### ◇椎間板造影検査

椎間板の内部に造影剤を注入して撮影します。椎間板に何かしらの障害が考えられるときに行う検査です。

正常な椎間板であれば、造影剤が椎間板内に丸くとどまっていますが、異常があるとヘルニアに沿って周囲に漏れ出しているのが確認できます。造影剤の流れ方、とどまっている部位、造影剤の形などから、椎間板の変性、損傷の程度、ヘルニアの大きさや存在部位、後縦靭帯や神経との関係を推察します。造影剤注入後にCT撮影をすると、よりはっきりと確認できるため、CTの撮影も行うことがあります。

この検査はオプションですが、特殊なヘルニアの評価や手術計画を立てる上で欠かせない重要なものです。

神経根造影

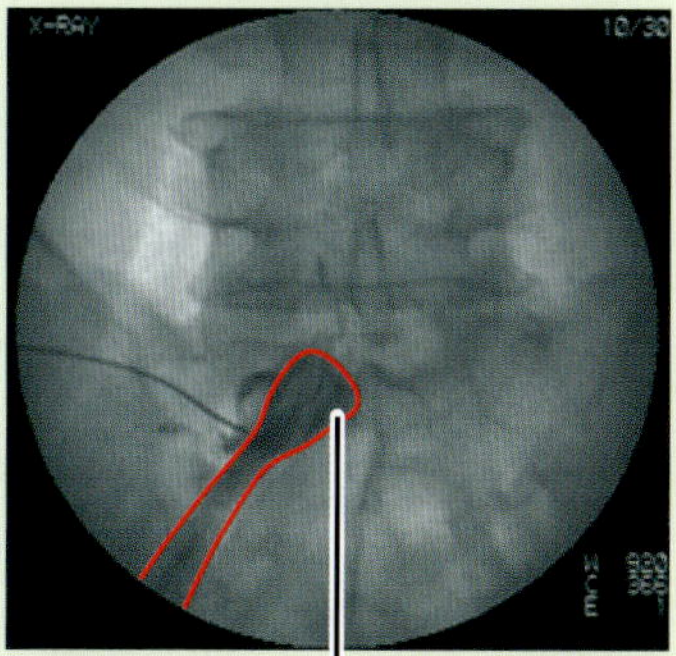


造影剤によって描出された神経

椎間板造影

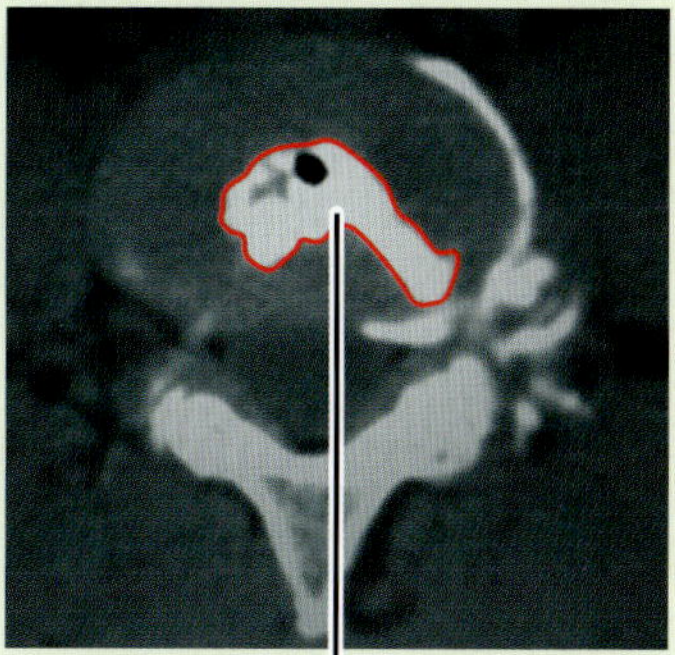

ヘルニアに沿って造影剤が
漏れ出している

## ◆診断を伝える

診察結果を伝えるときは、専門用語をできるだけ使わないようにして説明するようにします。医師同士でも、病院スタッフと話すときも専門用語を使っているので、つい当たり前のように使いがちです。しかし、患者さんのなかには、説明のなかに知らない専門用語がひとつでもあると、その言葉が気になって、話の内容がまったく頭に入らなくなってしまう人もいます。ですから、しっかり目を見て、話しについてきているかに気を付けながら、一般の方でもわかるように話すよう心がけています。

# 背骨の健康診断「脊椎ドック」

「人間ドック」はよく耳にされると思いますが、「脊椎ドック」はあまり聞きなれていないかもしれません。

人間ドックは、がん・心筋梗塞・脳卒中は命に関係する三大内科疾患で、その早期発見の手段として日本に定着しています。国の調査によれば、寝たきり状態になる原因でもっとも多いのは脳卒中です。そして、意外に思われるかもしれませんが、第2位は脊椎ダメージが原因の歩行障害なのです。足腰の弱体化から老化が始まるからです。

にもかかわらず、ほとんどの人が骨の健康には無関心です。毎年のように人間ドックにかかっている人でも、相当に腰痛の症状があらわれてくるまで病院に行こうとはしません。

足腰が丈夫であること、痛みや違和感がないことは、生活の質の向上につながります。早期発見、早期治療はどんな病気にも当てはまる原則です。

ですから、背骨についても、健康意識を高めて、健康診断をしていただきたいと思います。

## 脊椎ドックとは

脊椎の精密検査を行う「脊椎ドック」は、「脊椎疾患の予防と早期発見」と「お困りの症状の原因解明と適切な治療法の選択」を目的とした検査です。

MRI、CT、レントゲンなどの精密画像診断法と、脊椎専門医による神経的診断法の両方から、脊椎に異常がないか検査し、健康状態を詳しく診断します。同時に大動脈瘤の有無、がんなどの内臓由来の腰痛も調べます。

脊髄神経と椎間板の状態がわかるMRI、骨の状態がわかるCT、レントゲンを使うことで、症状の9割以上がわかります。

## こんな人にお勧め

腰痛、手足のしびれや痛み、歩くとだるくなる・痛くなる、背中が痛む、重度の肩こりなどの症状がある方は、徹底して原因を探るためにお勧めします。

特におすすめしたいのは、次のような人たちです。

**◎大黒柱たる脊椎・脊髄の健康状態を詳細に知っておきたい方**

**◎病院や整骨院などに通っても、症状がなかなか良くならない方**

**◎つらい症状が続いているのに、他院にて「手術は必要ない」と言われて疑問に感じている方**

**◎適切な治療法を知りたい方**

**◎他院で「大きな手術が必要」と言われ、どうしようかと迷いセカンドオピニオンを希望の方**

**◎手術も視野に入れた低侵襲な治療法を受けたい方**

**◎お忙しい方、ご遠方より来院する方（検査結果を検査当日に知りたい方）**

また、健康診断という観点から言えば、症状がなくても、50歳以上の人であれば、1～2年に1回くらいの検査を受けるのが理想的です。

## ドックの内容

頸椎コース、胸椎コース、腰椎コースの3コースがあります。それぞれMRI、CT、レントゲン撮影を行い、希望や必要に応じて、神経根造影、椎間板造影を追加します。

脊椎ドックの結果次第では、さらに次のようなオプションドックが必要になることもあります。

### ◆骨密度測定（DEXA法）

骨密度を調べる非常に精度の高い検査で、骨粗鬆症の確実な診断のために行います。

高エネルギーと低エネルギーの2種類の微量のエックス線を体に照射して、通り抜けたエックス線の量を測定します。エネルギーの違いによって、骨の透過度が違うという性質を利用した検査です。

### ◆ABI測定（血脈波検査装置）

下肢の比較的太い血管のつまり具合を調べて、間欠跛行、腰痛、足のしびれなどの原因が、背骨の病気によるものなのか、閉塞性動脈硬化症など別の病気によるものなのかを判別するために行います。

両腕と両足首の４か所で同時に血圧を測ります。通常、下肢の血圧は上肢の血圧と同じか若干高い数値を示しますが、この比が０．９以下のときは、下肢の動脈に狭窄または閉塞が疑われ、背骨の病気以外の病気を考えます。

## 脊椎ドックで分かること

次にあげるような病気がわかります。

### ◇椎間板ヘルニア（腰・頚）

### ◇脊柱管狭窄症（腰・頚）

### ◇脊椎圧迫骨折（腰・胸など）

### ◇骨粗鬆症

### ◇後縦靭帯骨化症・黄色靭帯骨化症

背骨を構成する椎骨をつないでいる靭帯が、骨のように硬く厚くなる（骨化）病気です。椎体の後面を縦に走る後縦靭帯と椎弓をつないでいる黄色靭帯は脊柱管の中にあるため、骨化が進むと脊柱管が狭くなって脊髄障害を起こします。重症の脊髄障害を起こすことから特定疾患に指定されています。

### ◇変形性脊椎症（腰・頚）

加齢によって、背骨が変化する病気です。椎間板が薄くなる、骨棘が形成されたり、靭帯が厚くなったりします。

### ◇頚椎症性脊髄症

椎間板や椎間関節が変形することで脊柱管が狭くなり、中を通る脊髄が圧迫されて起こる病気です。手のしびれが現れ、箸を使うなど細かい動きができにくくなり、進行すると、脚の症状も現れるようになります。

◇頸椎神経根症

椎間板や椎間関節が変形することで椎間孔が狭くなり、神経根を圧迫する病気です。頚から肩、腕へと強いしびれや痛みがでます。

◇すべり症

椎体の位置がずれる病気です。椎間板の加齢に伴う変化で起こる変性すべり症と、椎骨の一部が折れて起こる分離すべり症があります。

◇側弯症

正面から見ると、通常まっすぐな背骨が左右に曲がる病気です。加齢によっておこる変性側弯症と成長期に起こる特発性側弯症が多く、重症の場合は手術で矯正します。

◇脊椎分離症

腰椎の後方部分にひびが入る病気です。スポーツを熱心にしている子どもや成長期にスポーツをしていた人に起こりやすいのが特徴です。

◇脊髄腫瘍・脊椎奇形

腫瘍が良性か悪性かの判断は標準の脊椎ドックでは判断できない場合があるので、造影ＭＲＩ検査が必要になります。

## 結果説明

午前中に受けた場合は、当日の午後に診察して、総合結果をお話しします。午後から脊椎ドックを受けた場合は、翌日の午前中に診察して、総合結果をお話しします。正式な結果報告書は後日の郵送になります。

**一般的な病院では数週間もかかってしまう検査内容を、半日ほどで済ませてしまい、結果もすぐにお伝えできます。約1日で病状がはっきりするので、すぐに適切な治療が始められることが、当院の脊椎ドックの魅力のひとつです。**検査内容においても、症状の原因が詳しく分かり、脊椎ドックを受けた方には満足いただいています。

# 第3章

# 最先端技術で切らずに治す

## 重症化するまえに適切な治療を

### 治療は、まず保存療法から試す

治療は大きく、保存治療と手術療法に分けられます。

保存治療には、運動療法やストレッチで筋肉をほぐし、筋力をつけることを目指すリハビリ、背骨のゆがみを正す脊椎矯正、頚椎カラーや腰椎コルセットで首や腰の負担を軽くする装具療法、物理療法、薬物療法、ブロック注射などがあります。

物理療法は、赤外線治療、電気治療や超音波治療、牽引などの各種を用いて症状の緩和を目指します。薬物療法では、痛みや炎症を抑える薬、筋肉の緊張をほぐし痛みをやわらげる薬、神経に働きかけて痛みを抑える薬などを使います。ブロック注射は、痛みを伝える信号をブロックすることで痛みを抑えます。

保存治療は、患者さんの状態に応じてそれぞれを組み合わせて治療していきます。

症状が軽ければ、矯正やストレッチ、運動療法などでの回復も可能ですし、薬で症状をやわらげることができます。ブロック注射の効果は個人差がありますが、よく効く人は、何回か注射した後、痛みが消えてしまう場合もあります。

## 意外とコストがかかる通院治療

保存治療では効果がなかったり、すぐに効果が薄れてしまう場合は、手術を検討することになります。

しかし、手術は何となく怖いという漠然とした不安や、未だに背骨の手術のあとは車いすと思っていて、今までの治療をもう少し続けてみようと、なかなか手術に踏み切れない人もいるかもしれません。

**しかし、ここ10〜15年で手術の選択の幅はとても広くなりました。当院でも行っている内視鏡を使った手術であれば、日帰り、入院でも1泊〜2泊ですみ、術後のリハビリもなく、元の生活に戻ることができます。**

また、忙しくて長期で休むのは難しいと考えているビジネスパーソンや、育児や介護のため家を開けると家族に迷惑がかかると考え、手術をためらっている方も、短期間で終える内視鏡手術なら受けられるのではないでしょうか。

あるいは、費用の面で手術を躊躇している方もいるかもしれません。

しかし、よく考えてみてください。

**通院にはお金も時間もかかります。半年、1年、2年と続けていると、1回の治療にかかる費用はそれほどの金額でなくても、意外とかかっているはずです。それに痛みを感じながらの通院生活が続くと、精神的に追い込まれ、うつ状態になって**

しまう人もいます。

こうした問題が起こらないように、症状が重症化するまえに、手術を考え、適切な治療を受けることが大切です。

## 医師の技量が問われる内視鏡手術

### 体への負担が少ない内視鏡手術

治療のためとはいえ、大きく切開しての手術は、体への負担が大きく、回復にも時間がかかります。患者さんの体へダメージになることを、医療分野では「侵襲」といいますが、内視鏡手術は、できるだけ体への負担を少なくし、効果的な治療を行うことを目指して開発された最小侵襲手術（MIS）です。

腰痛治療における代表的な内視鏡手術には、MED（内視鏡下ヘルニア摘出術）とPELD（経皮的内視鏡下ヘルニア摘出術）があります。MEDは従来の手術方法に近く、当院が多く手掛けるPELDは、MEDをさらに進化させた、従来とは異なるより体への負担を軽減する方法をもちいています。

手術法の詳しい説明は後に譲りますが、PELDで使うのは、直径6㎜の内視鏡です。これを、鉛筆の直径ぐらい切開して、体内に入れていきます。手術自体は1時間ほどですみ、傷口はわずかですから、終了後の縫合は必要なく、絆創膏をするだけで自然に治ります。患者さんのなかには**「あっけないほど早く終わった」「抜歯より楽」**と言われる方もいます。

術後、数時間もたたないうちに、手術前、ヘルニアによる痛みやしびれのため、恐る恐る歩くのがやっとだった人が、まっすぐ普通に歩けるようになります。

これほど早い回復は、切開創が小さく、骨や筋肉、靭帯をできるだけ温存し、神経や血管への接触を最小限に抑えているため、体への負担が極めて少ないからです。さらに、術後の感染症や合併症のリスクも小さく、後遺症もほとんどない、安全性の高い手術です。

入院や安静期間が短く、普段の生活に早く戻れ、体力や筋力の低下を抑えることができます。絶対安静の状態が1週間続くと10～15％筋力が低下すると言われる高齢者にとっては、とくに重要なメリットです。

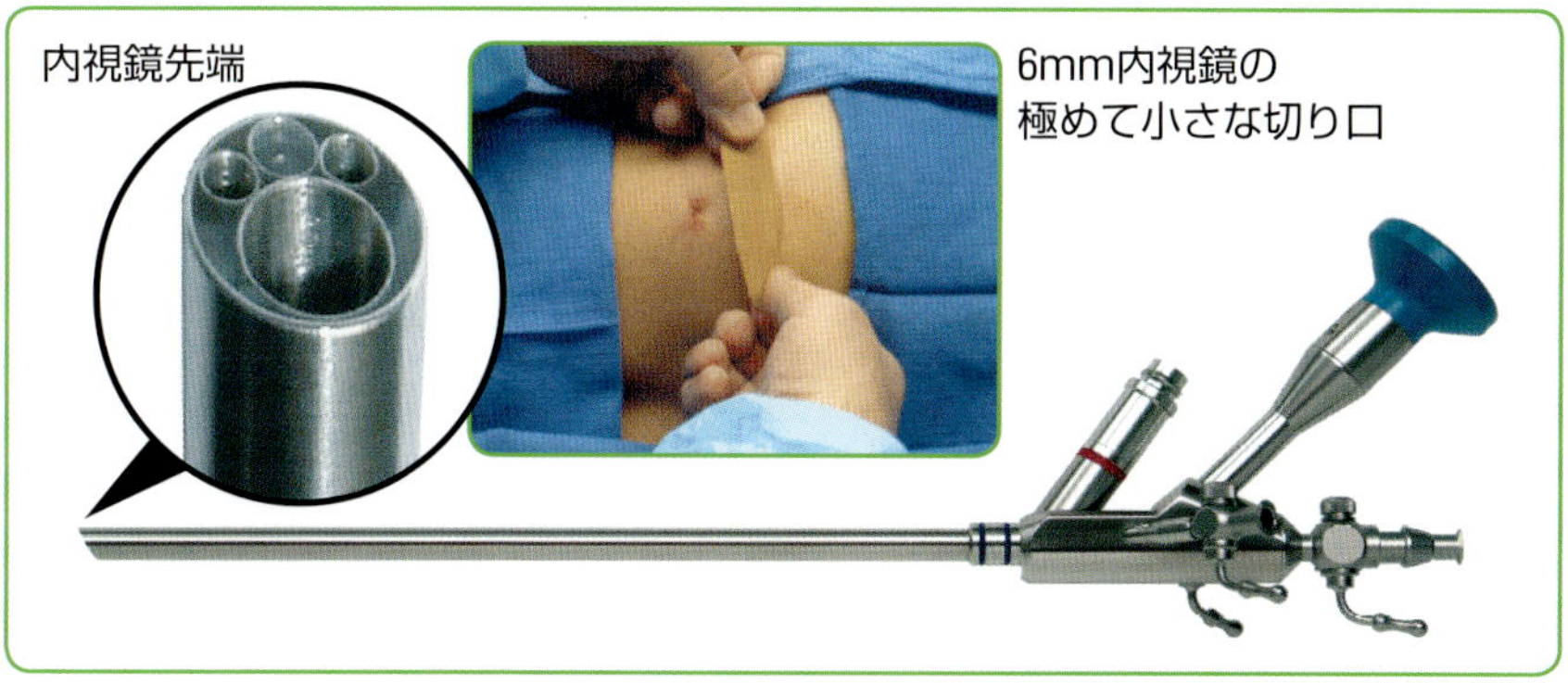


ヘルニア用内視鏡（経皮的内視鏡下ヘルニア摘出術PELD用）

## 10年で1万1千件に近い手術実績

患者さんにとって良いこと尽くめのPELDですが、課題があるとすれば、医師に高度な知識と技術、経験が求められることです。そのため、全国でもPELDを行っている医師や施設は限られているのが現状です。

そうしたなかにあって、日本で初めてのせぼね（脊椎）に特化した専門病院である当院は、日本でいち早くこのPELDを取り入れ、すでに3000件を超える術例があります。脊椎手術トータルでは、**ここ10年間で10,959件の手術実績**を積み上げ、全国でも稀にみる、最小侵襲脊椎手術の専門医療機関として確かな歩みを続けてきました。この実績と信頼から、全国から患者さんがいらっしゃいます。

## 患者さんの視点に立って、より負担の少ない手術を

特に遠方からこられる患者さんの多くが、長年治療しても痛みが改善されないというつらさを抱えていらっしゃいます。私たちは、一刻でも早くそのつらさから患者さんを解放させることを目指して、技術の向上、器具や手術法の開発、最先端技術の研究、導入を進めています。

日本では当院のみでしかできない手術もいくつもあり、PELDよりもさらに負担の軽い、腰椎椎間板ヘルニア治療の最先端SELD（仙骨内視鏡下腰椎ヘルニア

摘出術）もそのひとつです。

手術室を計6室備えているのも、手術までの待ち時間を少しでも短縮して早期治療を行うためです。

さらに、安心して治療に臨まれるように、詳しく調べた脊椎と神経の状況と症状の原因についてお話しし、適切な治療方法をわかりやすく提案することを心がけています。

## 豊富な経験をもつ背骨治療の専門集団

検査の結果をもとに診断を確定した後に、手術スタッフたちが集まり、手術法について検討会を開いているのも、適切な治療を提案するためです。一人の医師がきめるのではなく、複数の医師によって、あらゆる角度から検証して話し合うことで、手術の精度があがり、スムーズな、より安全な手術ができるようになります。

こうした検討は、私たち医師にとっては、さまざまな症例について考えるよい機会となり、スタッフ全員のレベルアップにつながっています。

医師全員が揃って、毎日行う症例検討会（カンファレンス）では、より低侵襲な手術、再発や合併症のリスクが低い手術を目指して、活発な意見交換をしています。難しい症例にであうたびに、今までとは異なる手術法が考え出されたら、それが可能かどうか議論を重ね、新しい器具のアイデアが出たら、有効性を検討したりしています。こうしたなかで、当院独自の器具が開発されたりしているのです。

一人として同じ症状の患者さんとは出会いません。日々、「この患者さんにとっての一番よい治療は何か」を考える毎日です。それが、よい刺激となって、いい勉強にもなっていると感じています。学んだ分を継承し、教え伝えることで、自分も学ぶ、その繰り返しが、技術の向上につながり、結果として患者さんにやさしい手術になると信じています。

| | 手術法 | 対象疾患 | 入院 | メスによる切開 | 麻酔 | 満足度※ | 手術件数 |
|---|---|---|---|---|---|---|---|
| 椎間板ヘルニア | PELD<br>経皮的内視鏡<br>腰椎ヘルニア摘出術<br>(レーザー補助) | 中程度〜重度の<br>腰椎椎間板ヘルニア | 1泊 | 6mm<br>鉛筆径大 | 局麻 | 94% | 4140例 |
| 脊柱管狭窄症 | MEL<br>内視鏡脊柱管拡大術 | 脊柱管狭窄症<br>中度〜重度の<br>間歇跛行や坐骨神経痛 | 2泊 | 10mm | 全麻 | 90% | 3456例 |
| | Epiduroscopy<br>仙骨鏡神経癒着剥離術 | 脊柱管狭窄症<br>軽度〜中度の<br>間歇跛行や坐骨神経痛 | 1泊 | なし | 局麻 | 65% | 391例 |
| 不安定脊椎 | TLIF<br>腰椎脊椎固定術 | 腰椎不安定症 | 4泊 | 3cm+<br>3cm | 全麻 | 90% | 365例 |
| | 分離部固定術 | 脊椎分離症 | 5泊 | 3cm+<br>1cm×2 | 全麻 | 95% | 12例 |
| 骨折 | Vesselplasty<br>椎体増幅形成術 | 脊椎圧迫骨折 | 1泊 | なし | 局麻 | 95% | 1006例 |
| 頚椎 | PECD(前方アプローチ)<br>経皮的内視鏡下<br>頚椎椎間板摘出術 | 骨棘のない<br>中心性頚椎ヘルニア | 1泊 | 4mm | 全麻 | 95% | 157例 |
| | PECF<br>経皮的内視鏡<br>下頚椎椎間孔拡大術 | 頚椎神経根症 | 2泊 | 6mm | 全麻 | 90% | 278例 |
| | ACDF<br>頚椎前方除圧固定術 | 骨棘のある椎間板変性 | 4泊 | 4cm | 全麻 | 80% | 132例 |
| | Cervical Laminoplasty<br>頚椎脊柱管拡大術 | 頚髄症 | 4泊 | 5cm | 全麻 | 80% | 280例 |

※手術によって患者さん個人の実感に基づく満足度。
※2007年〜2017年実績

# 第4章

# 日帰り～2日の入院でOKの手術

この章では、体への負担を最小限に抑えた「最小侵襲脊椎手術」を中心に、背骨の三大疾患の手術法について、詳しく紹介していきます。

最小侵襲脊椎手術の学術名は、「Minimally Invasive Spine Surgery」で、この頭文字を取って『ＭＩＳＳ』といわれることもあります。海外では１９９７年以来の歴史を持ち、世界の主流となりつつある手術法です。当院は、日本で初めて専門的に臨床に取り入れた手術法がいくつもあり、この分野のリーダーグループの一員として、常に、臨床と学術研究に取り組んでいます。

# 腰椎椎間板ヘルニアの手術

## 経皮的内視鏡下腰椎椎間板ヘルニア摘出術（ＰＥＬＤ）

### ◆数ミリの切開から６㎜の内視鏡を挿入

患者さんには、基本的に、手術台にうつ伏せになって寝てもらいます。手術前に撮ったＭＲＩやＣＴ画像を50インチモニターに映し出して確認し、レントゲンイメージ透視装置で透視をおこないながら、切開の位置を決めます。

入念に消毒したら、局所麻酔をします。患者さんは意識のある状態ですから、「大丈夫ですか」など、不安を感じていないか、時々声をかけたりして進めていきます。患者さんと会話をしながら手術を進められる良さは、「脚の感覚はどうですか」など本人に直接確認できることです。ですから、何か気になることや違和感があったら遠慮なく言ってくださいと話しています。

そして、**数ミリほど皮膚を切開し、そこに細い針を指して、その上に筋拡張管という筒を細いものから太いものへと重ねていき、孔を広げていきます。鉛筆の直径ほどの大きさになったら、直径6㎜の内視鏡を挿入します。**

## ◆モニターを見ながら慎重にヘルニアを摘出

内視鏡を入れると、カメラがとらえた体内の映像が、70倍に拡大されて大きなハイビジョンモニターに映し出されます。内視鏡にはライトもついているので、内部が鮮明に映し出され、神経や血管を確実に確認することができます。

ヘルニアの位置を確認するときには、より正確を期すために術前検査に撮った画像を3D画像にしてモニターに映し出したりします。

そして、**内視鏡の手術器具を出し入れする穴から3㎜の小鉗子を入れて、ヘルニアをつまみ出していきます。**モニターには大きく映っていますが、実際のヘルニアの大きさは最大でも数ミリです。もし誤って近くを走る神経を傷つけたら、麻痺がおこる危険があります。絶対にそのようなミスは許されません。手の動きは大変繊細で、豊富な経験と高度なテクニックが求められます。

大きなヘルニアは一度では取り切れないので、複数回に分けて少しずつ取り出します。つまみ出しにくい場所にあるものは、当院で開発した器具を使うなどして摘出します。取り残しがあると、神経が圧迫されて痛みやしびれが残ってしまうので、ていねいに完全に除去できるまで根気よく続けます。

ヘルニアを取る際に、ときに毛細血管から出血することがあります。その場合は、ラジオ波電極を差し込んで、出血箇所にラジオ波を照射して焼いてふさぎます。

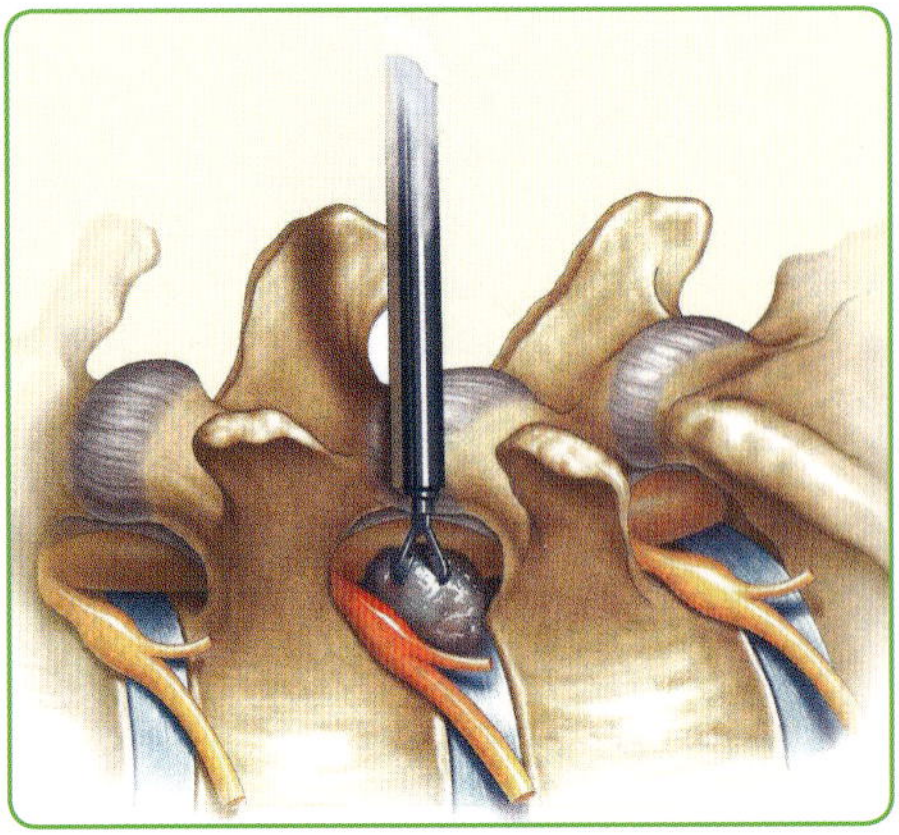

骨を削ることなくヘルニアを直接アプローチ

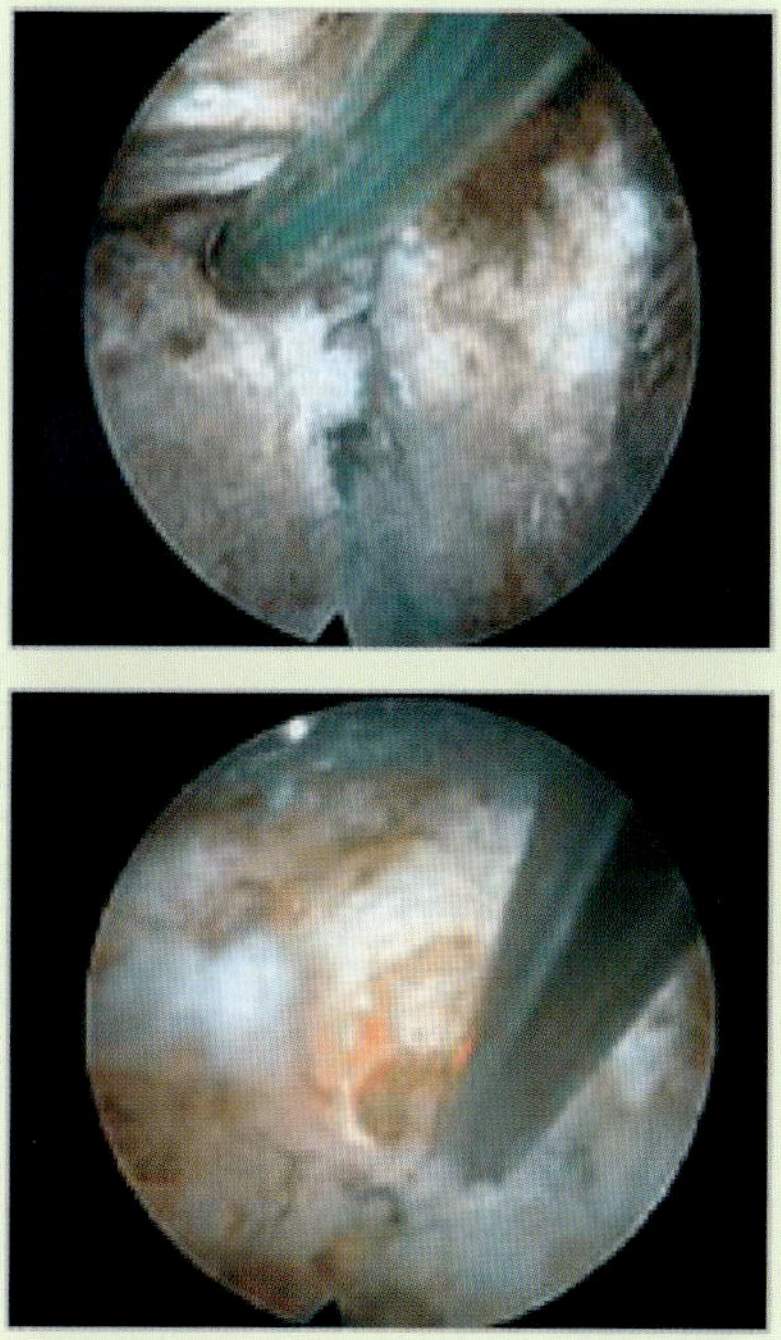

内視鏡で確認しながらラジオ波を照射

## ◆傷口に絆創膏を貼って、手術翌日に退院

すべてが完了したら、器具を抜き取り、**傷口に絆創膏を貼って、手術は終了**です。傷口がわずかなので縫合する必要もなく、自然にふさがるのをまつだけです。

手術時間はおよそ1時間で終わります。およそ90％の人が、術後すぐにヘルニアによる疼痛がなくなったとおっしゃいます。術後はベッドに戻り安静してもらいますが、数時間もたたないうちに、歩行をはじめることができます。手術後、談話室まで歩いていかれ、**「術前の痛みがうそのようだ」**と家族と話している患者さんの姿をみかけることも多いです。

そして、翌朝退院になります。傷口については、体の奥深くまで内視鏡を入れているので、念のため数日間は切り口を清潔にして、感染症や化膿に注意する必要があります。患者さんには、目安として4日分の抗生物質や消炎鎮痛剤を処方して服用してもらうとともに、入浴を控え、消毒と絆創膏の貼り替えを行ってもらうようにしています。

また、痛みがないからといって無理はしないようにともお話ししています。術後の椎間板はまだ不安定な状態です。この時期に、過度な負担をかけると炎症や出血がみられる場合があり、ヘルニアが再発する危険もないとは言えないからです。

**術後1週間後には、積極的な歩行、2週間後にはストレッチも大丈夫になります。**このころには、筋力をつけ、柔軟性を取り戻すためにも、積極的に体を動かすことをお勧めします。**術後4週間も過ぎれば、スポーツなども大いに楽しめ、ヘルニアになる以前の通常の生活を送れるようになります。**

当院では、すでに3，200件以上の実績があり、国内では最多になっていて、手術を受けた患者さんの94%の方が満足しています。

手術前

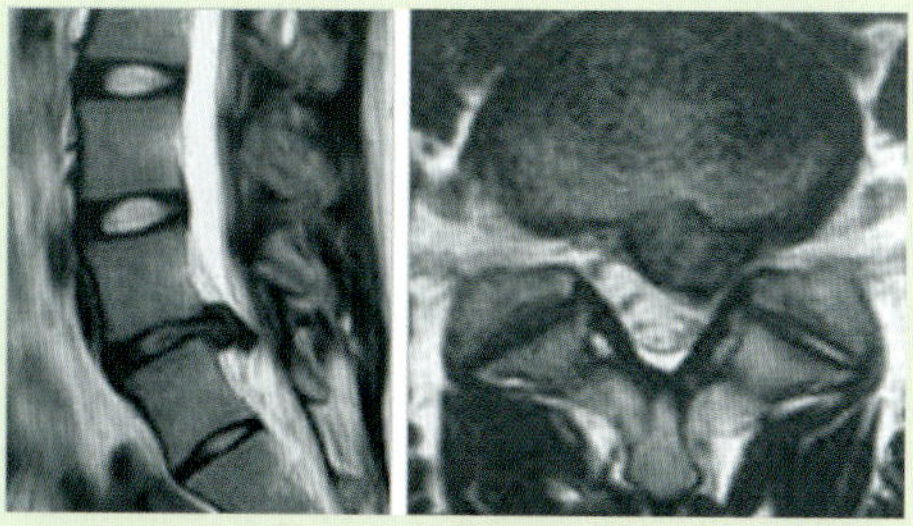

飛び出したヘルニアが神経を圧迫しています。

手術直後

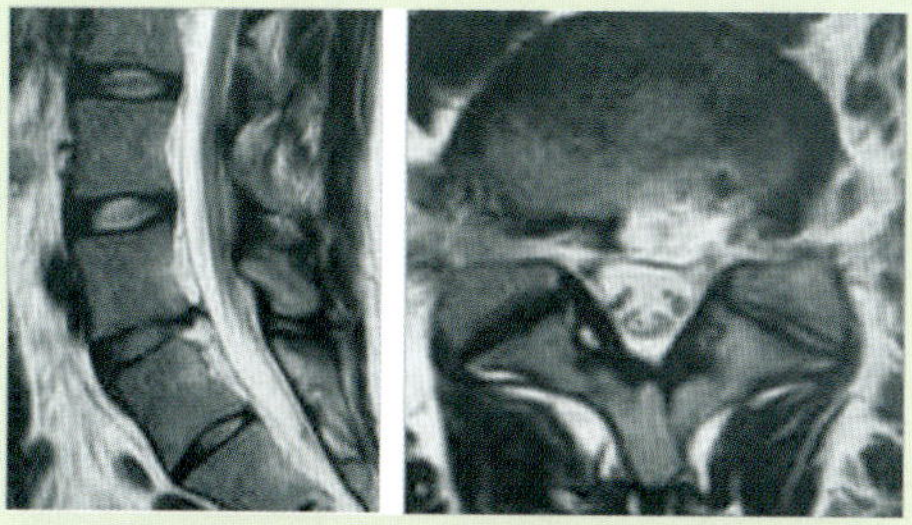

ヘルニアが摘出され、神経の圧迫が消えました。
※白い部分は手術直後に溜まった水分です。

手術1か月後

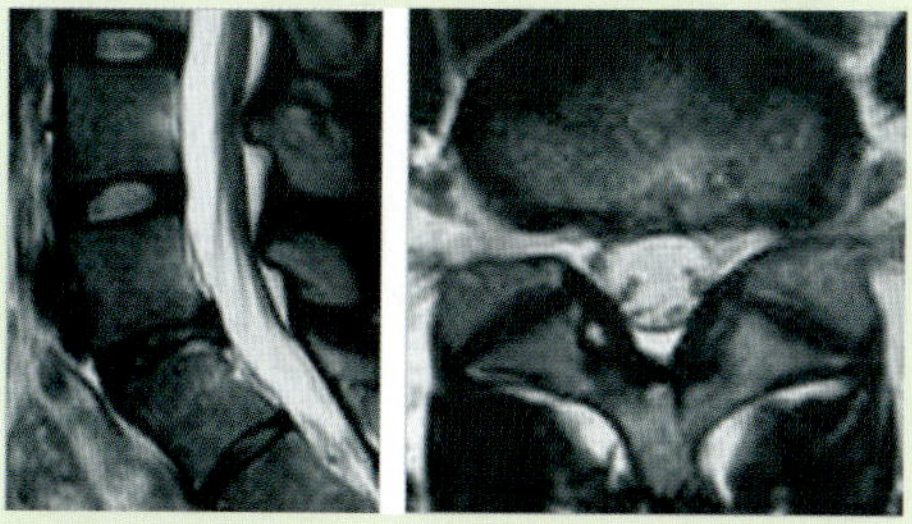

溜まっていた水分も吸収され、神経は元どおりになりました。

## 日本初の仙骨内視鏡下腰椎ヘルニア摘出術（SELD）

### ◆複数箇所の摘出も1つの傷口からアプローチ

次に紹介するのは、SELDという手術です。当院が導入したのが、2016年10月。おそらく日本で初であり、他院で行なっているところはまずありません。

PELDは、大きさ中～大のヘルニア、または、中程度から重度の疼痛がある場合に適した手術ですが、これは、中程度を中心に、軽度、軽い重度までに適しています。

**使用するのは、世界最小の3㎜の内視鏡、そして1㎜の小鉗子です。さらに、何椎間の手術でも、ひとつの傷口からアプローチできる、大変低侵襲な術式なのです。**

## ◆患者さんと会話をしながら的確に取り除く

患者さんにはうつぶせになっていただき、局所麻酔をして、尾てい骨あたりから内視鏡を挿入します。そして、ヘルニアをレーザーで焼灼、小鉗子で取り除いていきます。翌日退院できます。

SELDの場合、患者さんに「いつもと同じ痛みですか」と確認しながら内視鏡を進めることができます。患者さんが「同じです」と言った箇所のヘルニアが、痛みの原因なので、それをとりのぞけばよいのです。

画像検査などでいくつものヘルニアが確認されて、症状を起こしているヘルニアを特定することが難しいときには、1つの傷口からいくつもの椎間にアプローチできるSELDの利点を遺憾なく発揮してくれます。**PELDよりもさらに体への負担が少ないSELDは、アスリートから高齢者まで幅広い適応があり、これまで手術を躊躇していた方々に、保存療法以外の道をひらく手術といえます。**

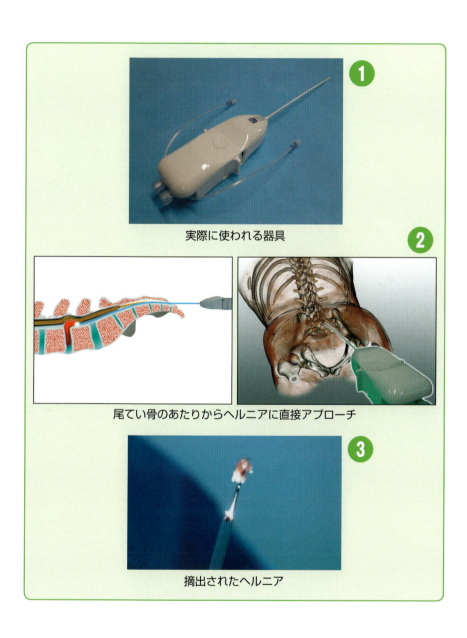

1

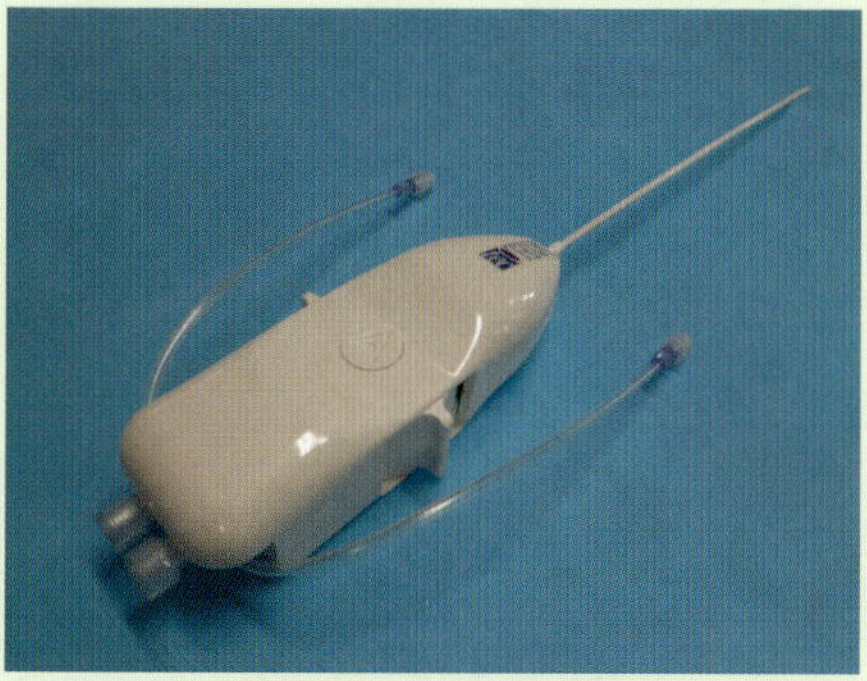

実際に使われる器具

2

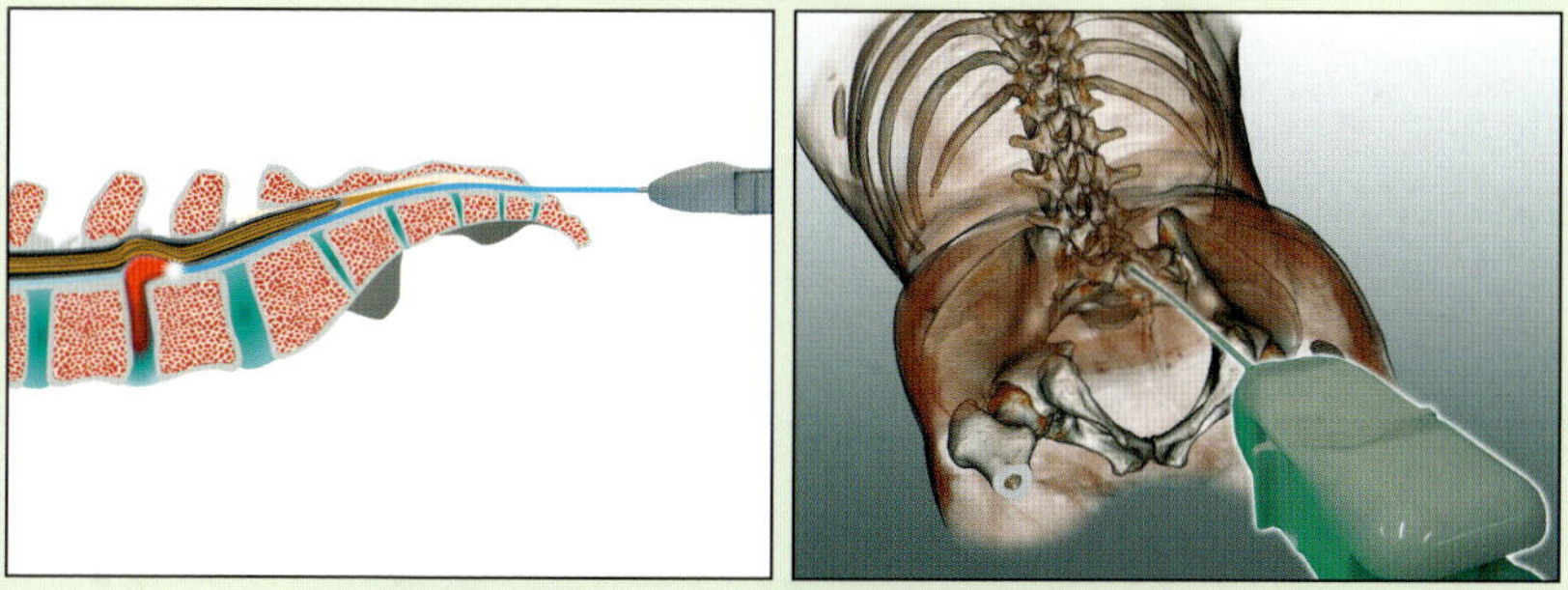

尾てい骨のあたりからヘルニアに直接アプローチ

3

摘出されたヘルニア

手術前

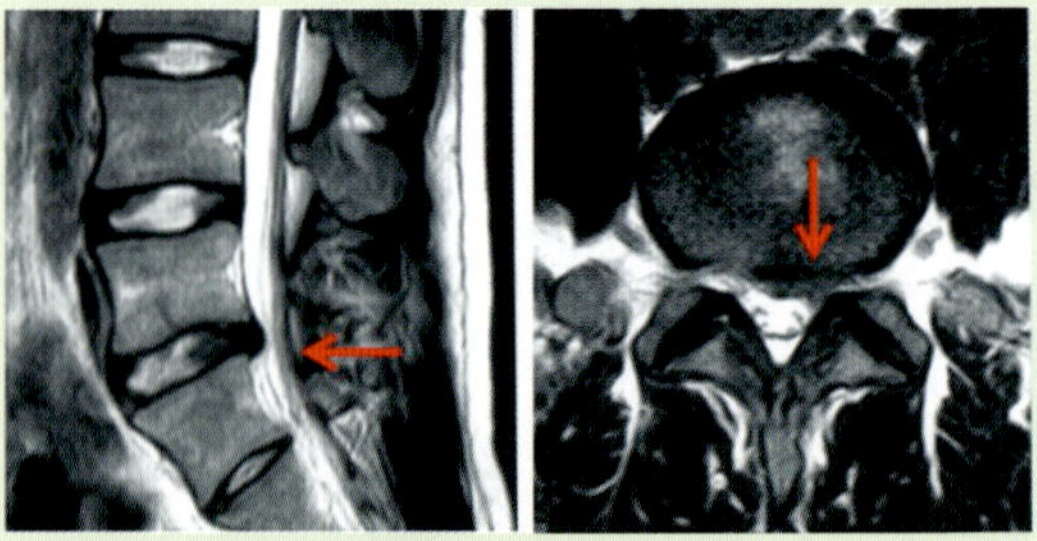

ヘルニアによって神経が圧迫されています。

手術後

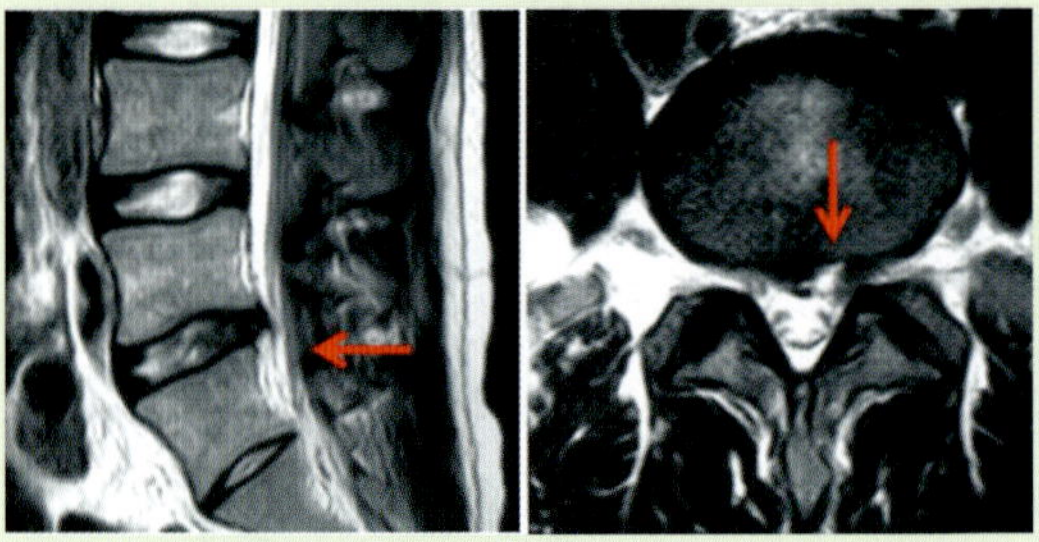

周りの組織を壊すことなくヘルニアだけを摘出しています。

## 内視鏡下椎間板摘出術（ＭＥＤ）

ＰＥＬＤとの比較の意味も込めて、中程度から重度の患者さんに行なうＭＥＤについても紹介したいと思います。

ＭＥＤも内視鏡を使う手術ですが、全身麻酔下で行ないます。患者さんは手術台でうつ伏せの姿勢になり、レントゲン透視によって内視鏡を挿入する位置を確認します。

皮膚を約2㎝切開して、筋拡張管を細いものから太いものへとして直径16㎜に広げます。そこに筒状の器具を挿入して、そこに内視鏡と鉗子などの手術器具を入れて、手術をしていきます。

始めにモニターに映し出されるのは、椎骨です。骨を削る手術器具を筒に差し入れて、必要な分だけ椎骨を削り、靭帯を切除し、神経の奥にあるヘルニアを確認します。そして、神経をよけて鉗子でヘルニアを取り除いていきます。

観血手術では、皮膚の切開部分が5㎝ほどもあり、筋肉を脊椎からはがす必要がありましたから、それに比べれば、患者さんへの負担は少なくなります。

しかし、PELDと比べると、骨や靭帯を切除していることもあって出血がやや多く、入院期間が長くなり、患者さんへの負担は大きいと言わざるをえません。

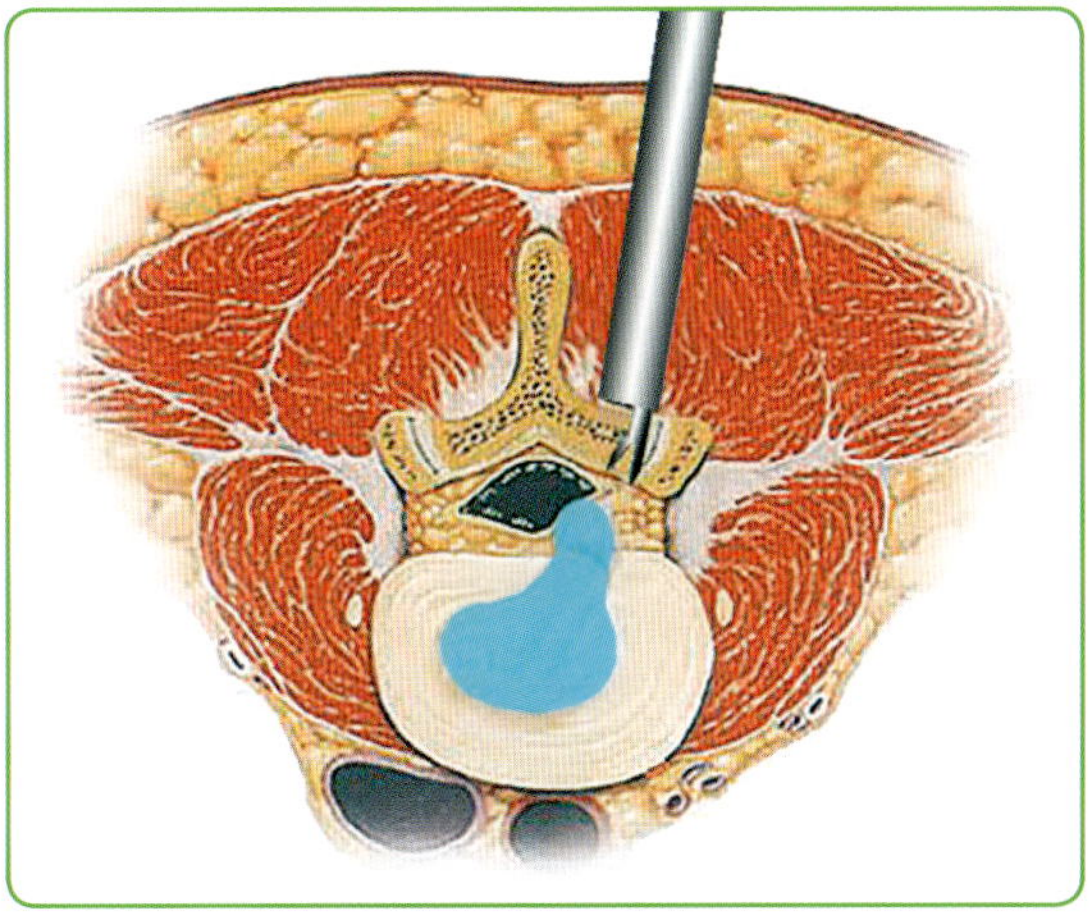

背部より直接アプローチ

# 腰椎椎間板ヘルニア手術・手技体系

| 腰椎の手術・手技 | | 適応 | 治療・手技完成度 | |
|---|---|---|---|---|
| 最小侵襲手術 | PELD<br>経皮的内視鏡下<br>ヘルニア摘出術 | 6mm 小切開 | 94 点 | 1997年より外国で始まり、94%の高成績を示す。日本で最初に本格的に導入。神経に触れず術後の神経周囲癒着がない。筋・骨・靭帯等の切除がなく、人体への負担が少。バンドエイドのみで翌日退院。代表的最小侵襲脊椎手術。 |
| | SELD<br>仙骨内視鏡下腰椎<br>ヘルニア摘出術 | 3mm 小切開 | 90 点 | |
| | miniPED<br>経皮的内視鏡下<br>ヘルニア摘出術 | 4mm 小切開 | 80 点 | |
| 従来手術 | MED<br>内視鏡下<br>ヘルニア摘出術 | 1.8cm 切開 | 85 点 | 従来よりの手術。靭帯・骨を切除し、神経を剥離して行うため出血がやや多く、癒着を起こすことが時にある。15%の症状が残存しやすい。MEDは皮切がやや小さい。 |
| | 観血手術 | 5cm 切開 | 85 点 | |
| レーザー | PLDD<br>レーザー減圧手術 | 針刺入のみ | 75 点 | 小さいヘルニアはレーザーでの凝縮法が75%に有効。日帰り手術。 |
| 保存的治療 | 椎間板注入 | | 40 点 | 反復可能な保存的注射療法。30～40%の成績。水圧洗浄で硬膜・神経根周囲の癒着剥離を目的とする。急性ぎっくり腰には脊椎矯正が初回に有効。リハビリは基本療法で、継続が重要。 |
| | 根ブロック | | 35 点 | |
| | 仙骨ブロック | | 30 点 | |
| | 内服 | | 25 点 | |
| | 脊椎矯正 | | 25 点 | |
| | リハビリ | | 25 点 | |
| 治療体系 | 0<br>正常椎間板 | 1 膨隆 / 2 突出 / 3 脱出 / 4 遊離 | 椎間板ヘルニアの治療は痛みの程度・ヘルニアの大きさや広がり等で治療法・成績が異なります。 | |

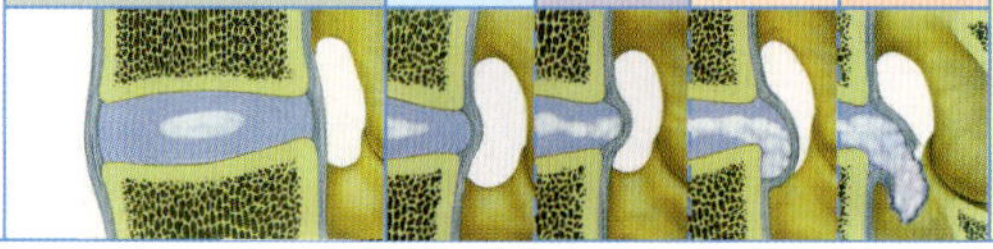

# 頸椎椎間板ヘルニアの手術

## 内視鏡下頸椎椎間孔拡大術（PECF）

頸椎の最小侵襲手術のうち、当院で最も多く行なっているのが、PECF（内視鏡下頸椎椎間孔拡大術）で、中程度から重度を対象にしています。

手術台にはうつ伏せに寝てもらい、全身麻酔を行ないます。背中側から7㎜ほど皮膚を切開して内視鏡を挿入します。神経を圧迫して肩から上肢にかけての頑固なしびれや痛みを起こしている椎間板ヘルニア、骨、靭帯などを取り除きます。ちょうどオープンカーのようにして、神経を除圧するのです。

1泊入院で行ない、傷跡もほとんど見えません。

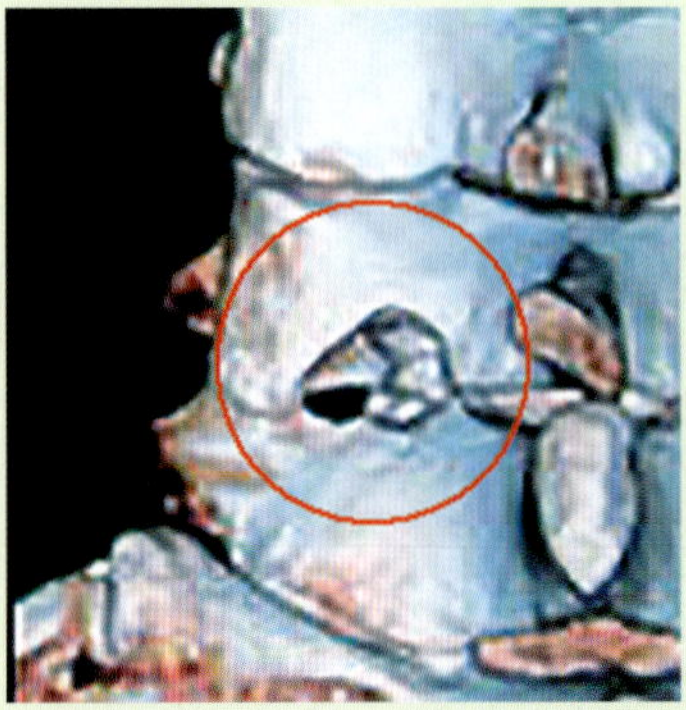

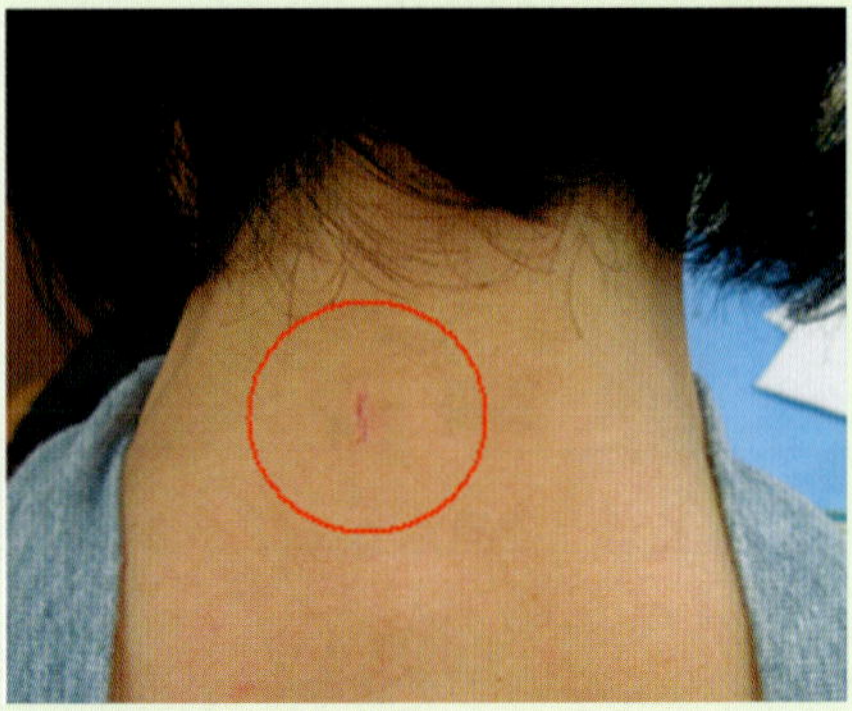

7mmの穴を開け神経の圧迫を除去

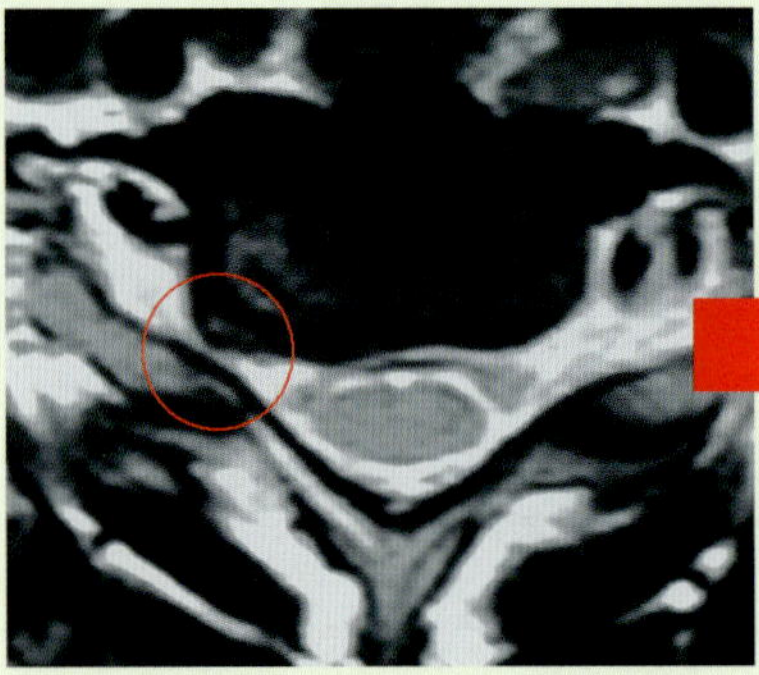

丸の部分で神経が圧迫されています。

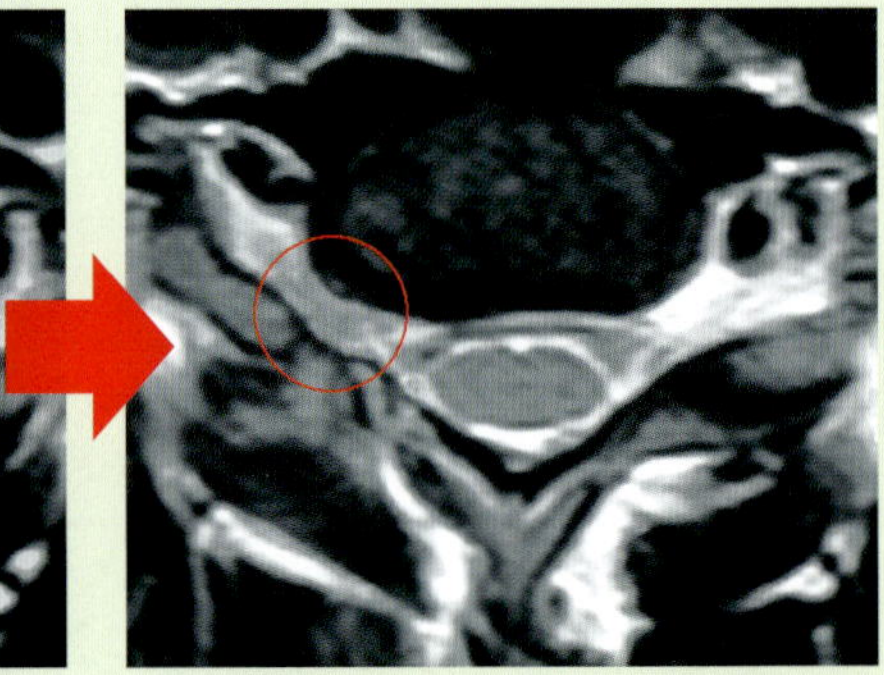

神経の通り道は広がりました。

## 経皮的内視鏡下頸椎ヘルニア摘出術（PECD）

ＰＥＣＤは、大きなヘルニアで、痛みは強くあっても、骨棘があまりみられない場合に行います。術法は、基本的には腰椎椎間板ヘルニア摘出術のＰＥＬＤと同じです。ただし、前方からのアプローチになるため、患者さんは仰向けに寝てもらいます。

首前方より、気道を避けて、**頸椎椎間板に針を刺入し、５㎜の筒を挿入します。**この中に内視鏡を通し、内部の拡大映像をモニターに映し出し、**２㎜小鉗子でヘルニアを摘出します。**レーザーで凸凹を熱凝固して、切り口に絆創膏を貼って終了です。

全身麻酔を基本とし、当日入院・手術をして、１泊入院します。手術当日から歩き始めて、翌日にＭＲＩでヘルニア摘出の状況を確認し、退院となります。

基本的にはＰＥＬＤと同じ術法と言いましたが、椎間板に到達するまで筋肉しかないＰＥＬＤに対して、ＰＥＣＤは食道や気管、太い血管など絶対傷つけてはいけない器官の先にある椎骨に到達しなければならず、難易度は高く、実施できる病院はほんのわずかです。

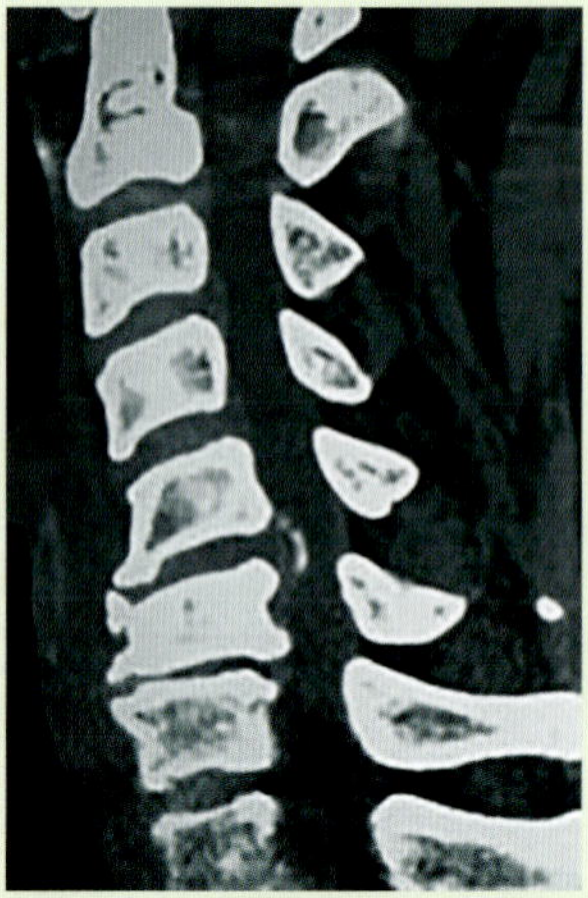

ヘルニアが神経を圧迫しています。

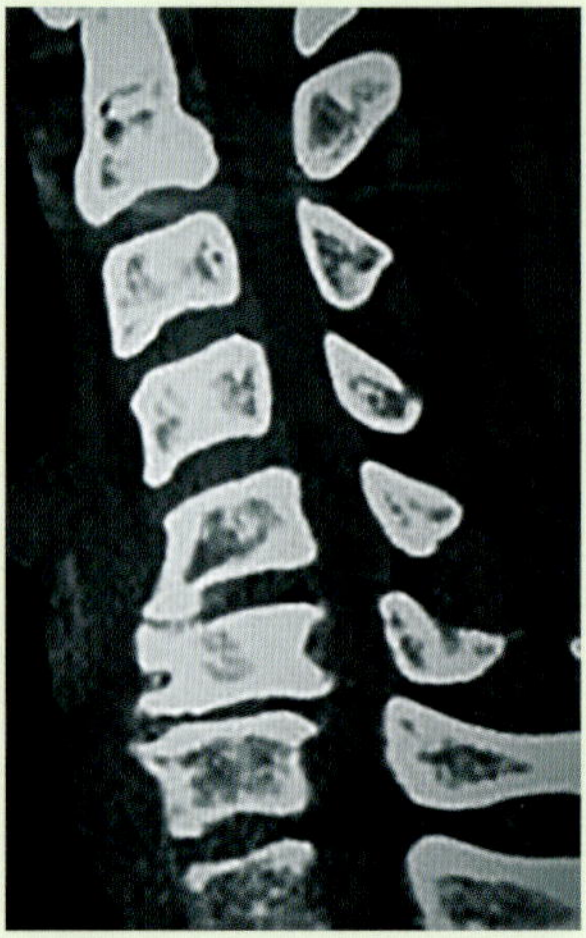

手術でヘルニアが取り除かれました。

## 前方除圧固定術（ACDF）

頚椎椎間板ヘルニアの手術についても、従来の手術法である前方除圧固定術を紹介しておきます。

患者さんには、手術台に仰向けに寝てもらい、全身麻酔で行ないます。

4～5㎝ぐらい皮膚を切開して、皮下組織を切り離し、筋肉を左右に分けていきます。さらに、食道・気管や血管を寄せていき、椎体まで進みます。顕微鏡を用いて、椎間板を切除し、骨棘をドリルなどで取り除き、脊髄や神経根の圧迫を取り除きます。椎間板を切除したスペースにはチタン製のスペーサーを挿入して、椎体を固定し、神経への除圧を確認したら、縫合します。

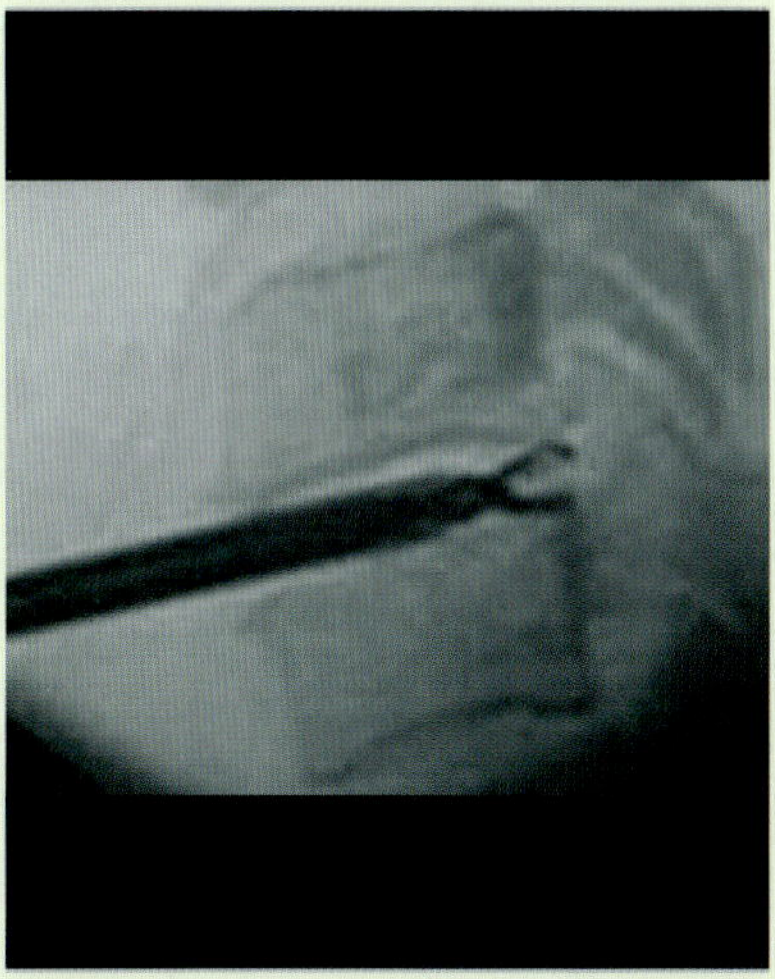

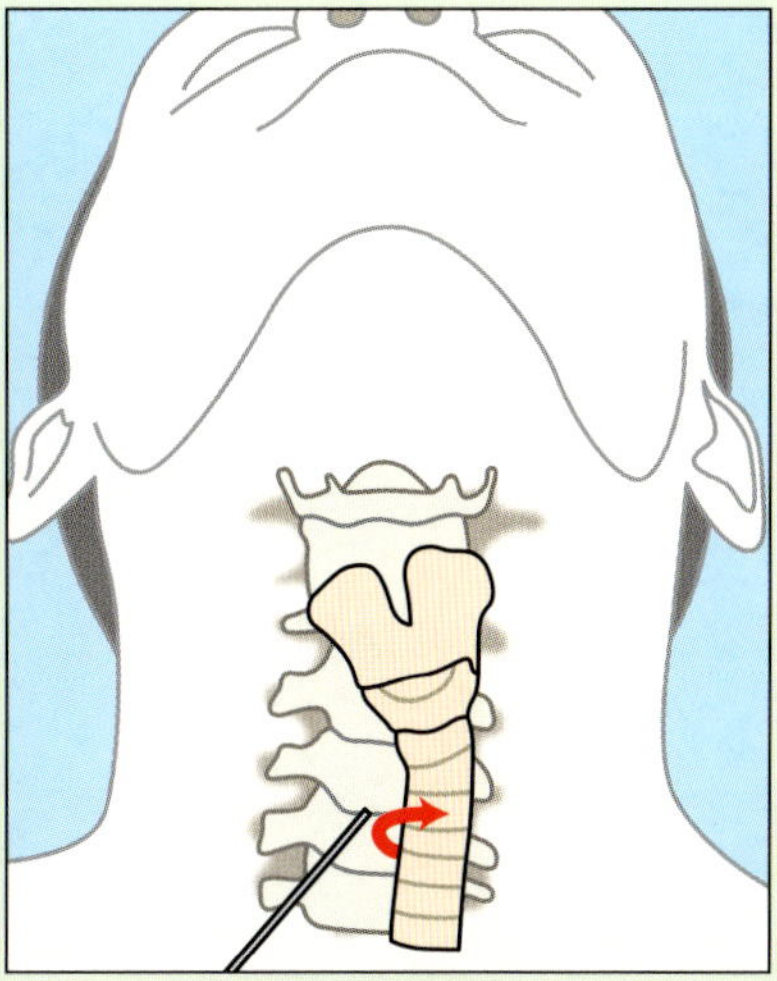

気道を避けてアプローチ

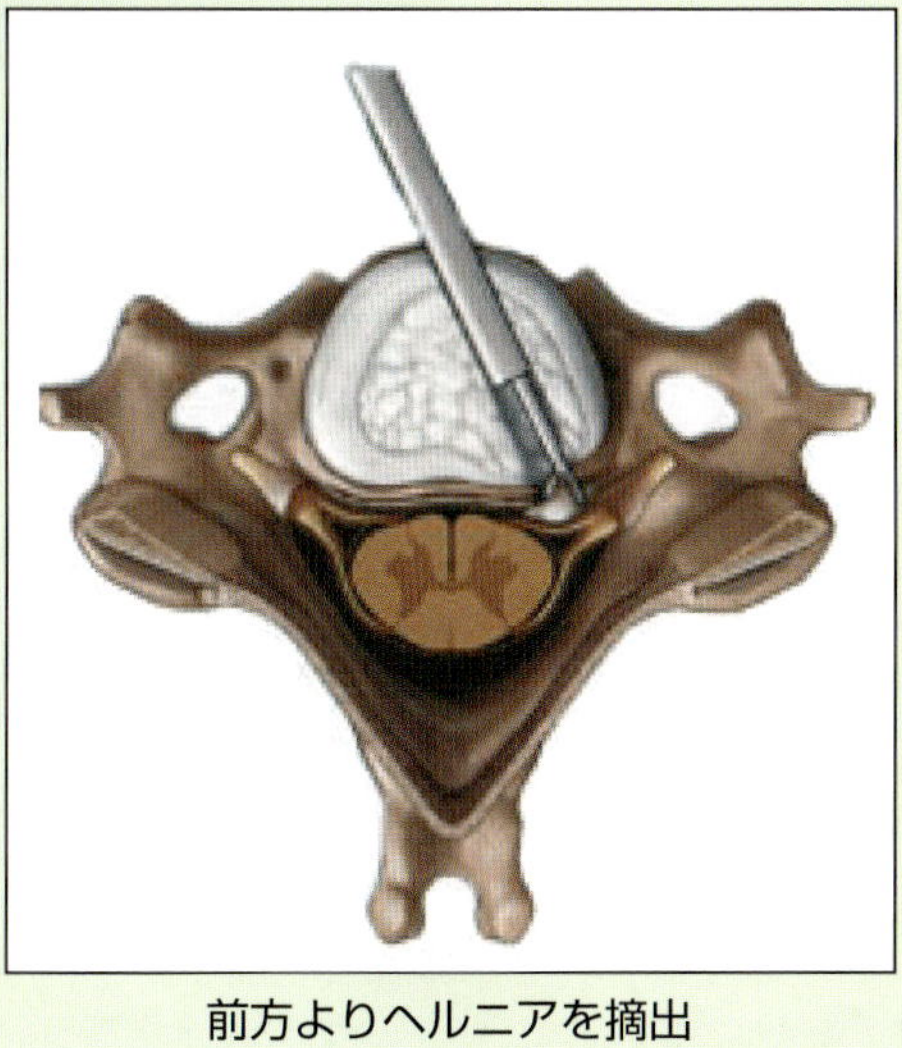

前方よりヘルニアを摘出

前方除圧固定術は手術後、切開部分の痛みがしばらく続くことがあります。しかし、最小侵襲手術であるPECFやPECDは、正常な組織にほとんど触れることなく行なうので、術後の痛みが少なく、神経癒着のような後遺症が発生する可能性もとても低くなります。手術の満足度は90％の成績です。

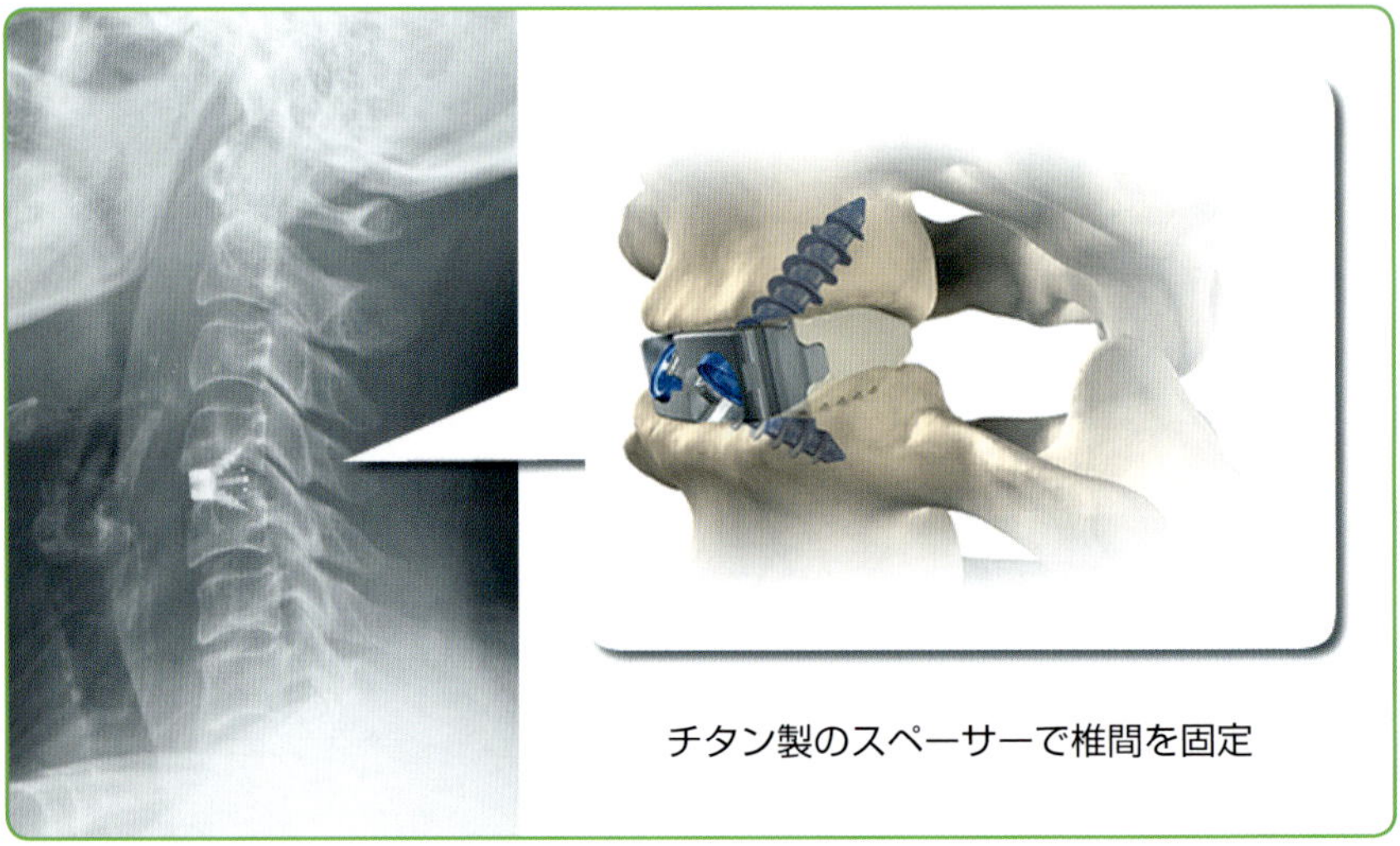

チタン製のスペーサーで椎間を固定

# 頸椎椎間板ヘルニア手術・手技体系

| 頸椎の手術・手技 | | 適応 | 治療・手技完成度 | |
|---|---|---|---|---|
| 最小侵襲手術 | PECD<br>経皮的内視鏡下<br>頸椎ヘルニア摘出術 | 5mm 小切開 | 90 点 | 頸椎ヘルニアの最小侵襲脊椎手術 MISS です。経皮的に最小 5mm の管内で手術が行われます。全身麻酔下で筋・骨・靭帯を大きく切除しないため、体にやさしい方法です。術後回復が早く、翌日退院です。首・肩・上肢の痛みに有効で約 90%の成績です。 |
| | PECF,MECF<br>内視鏡下<br>頸椎椎間孔拡大術 | 最小 7mm 小切開 | 90 点 | |
| | miniPECD<br>経皮的内視鏡下<br>頸椎ヘルニア摘出術 | 4mm 小切開 | 80 点 | |
| 従来手術 | 頸椎椎弓形成術 | 10cm 切開 | 80 点 | 頸椎ヘルニアに伴う骨棘変形や椎間板石灰変性により、上肢の筋力低下など神経麻痺が明確な場合などに行われます。 |
| | ACDF<br>前方除圧固定術 | 5cm 切開 | 80 点 | |
| ヘルニア | PLDD<br>経皮的レーザー<br>椎間板減圧術 | 針刺入のみ | 70 点 | 椎間関節の変性や小ヘルニアにより、痛みが慢性的に続き、リハビリが無効な場合に行われます。日帰り手術です。 |
| 保存療法 | 硬膜外ブロック | | 35 点 | 反復可能な保存的注射療法。20～35%の成績。水圧洗浄で硬膜・神経根周囲の癒着剥離を目的とする。急性ぎっくり腰には脊椎矯正が初回に有効。リハビリは基本療法で、継続が重要。 |
| | 星状神経節ブロック | | 30 点 | |
| | 内服 | | 25 点 | |
| | 頸椎矯正 | | 25 点 | |
| | リハビリ | | | |

| 治療体系 | 0 正常椎間板 | 1 膨隆 | 2 突出 | 3 脱出 | 4 遊離 | 椎間板ヘルニアの治療は痛みの程度・ヘルニアの大きさや広がり等で治療法・成績が異なります。 |
|---|---|---|---|---|---|---|

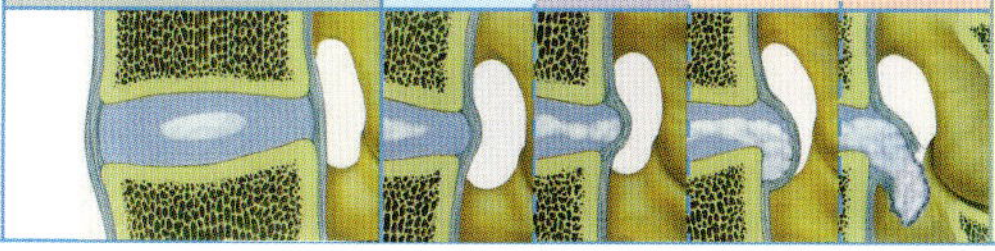

# 脊柱管狭窄症の手術

脊柱管狭窄症の手術は、椎間板ヘルニアの手術に比べると、多少大がかりになってしまうため、患者さんの負担や安全性を考慮して、術後は1泊または2泊の入院としています。

脊柱管狭窄症が1か所の場合は、経皮的内視鏡下脊柱管拡大術（PEL）で治療し、2か所以上ある場合は、内視鏡下脊柱管拡大術（MEL）で治療します。

## 経皮的内視鏡下脊柱管拡大術（PEL）

PELは、内視鏡手術のなかでも高度な技術が求められ、国内でこの術式を行えるのは、数施設ぐらいではないでしょうか。

患者さんにはうつぶせに寝てもらい、硬膜外麻酔または全身麻酔下で行います。硬膜外麻酔というのは、局所麻酔の一種で、脊髄を覆う硬膜と脊柱管の間に麻酔液を注入する麻酔です。

**皮膚を8㎜程度切開して、PELDに使われる8㎜の操作管を設置し**、内視鏡と専用の手術器具を挿入して、モニターに大きく映し出された脊柱管内を見ながら手術を進めていきます。

脊柱管狭窄症の手術は、ヘルニアのほか、**肥厚した黄色靭帯や骨棘をドリルや骨や靭帯を切断するなどして取り除き、神経の通り道を広げます**。

200例を超える手術をしてきて、満足度90％程度の安定した成績を示しています。

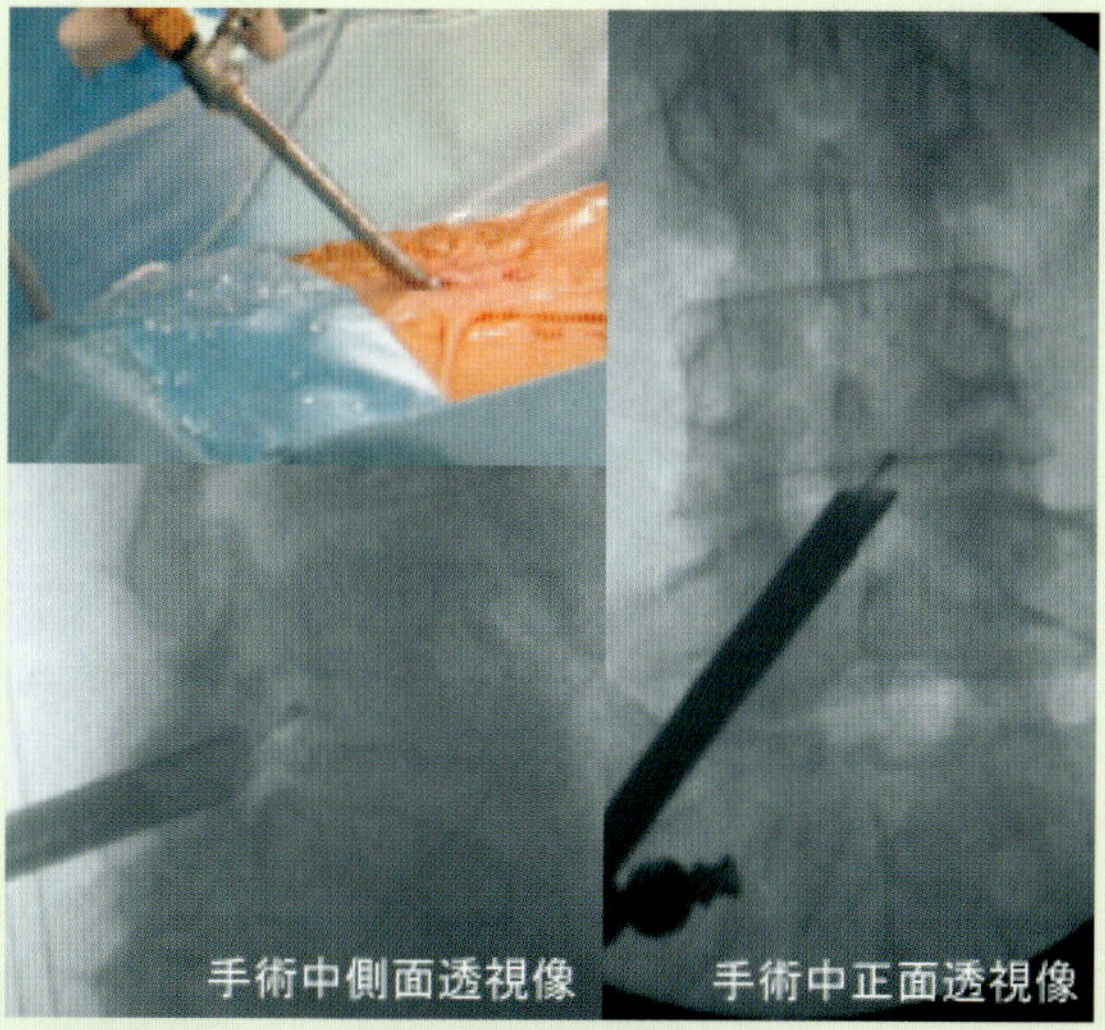

ヘルニアに直接アプローチ

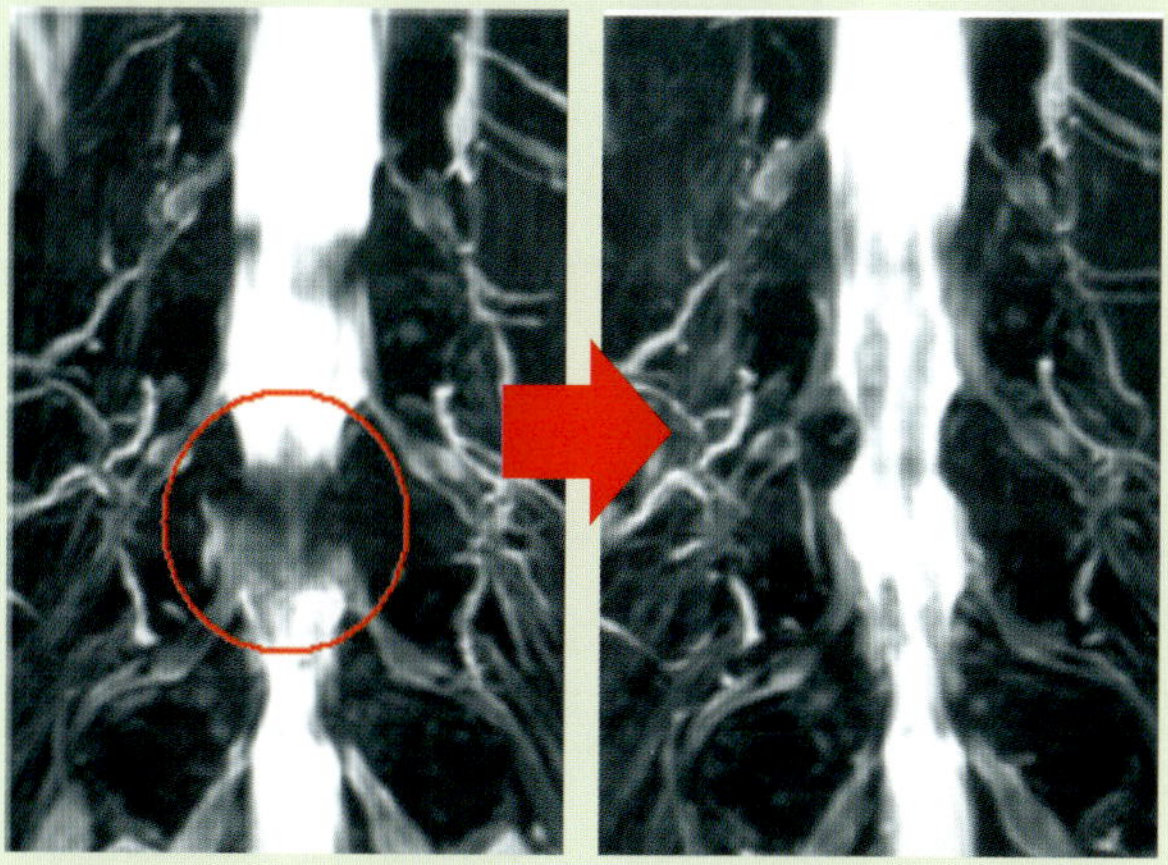
ヘルニアにより神経の流れが悪くなっています。

術後、神経の流れが良くなっています。

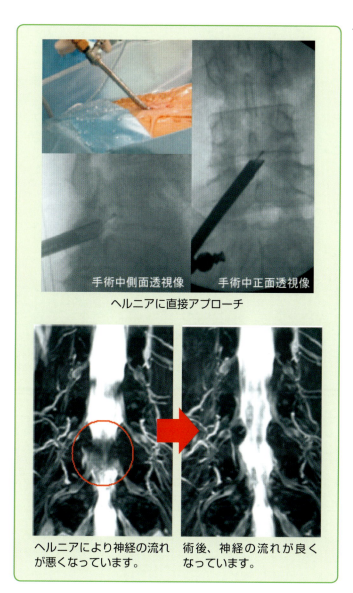

## 内視鏡下脊柱管拡大術（MEL）

複数の脊柱管狭窄症がある場合に行なうMELは、全身麻酔下で行い、2泊の入院が原則です。まず2㎜の針を刺し、筋拡張管を重ねていきながら孔を広げて、10㎜の管を入れたところで、内視鏡を使って手術を行います。

MELは、一般的には、すべての拡張管を使い18㎜まで穴を広げてから手術を行います。**しかし、当院は組織の損傷をできるだけ抑えて患者さんの負担を軽くしたいと考え、10㎜という世界一細い操作管で行うようにしています**。ここまで操作管を細くできたのは、たしかな経験と技術があるからこそです。

手術は、まず、椎弓が見えるように筋肉や組織を取り除き、神経を圧迫している部分の骨をドリルを使って削り、黄色靭帯を小鉗子で切除します。

2か所連続で狭窄症がある場合は、1円玉大の切

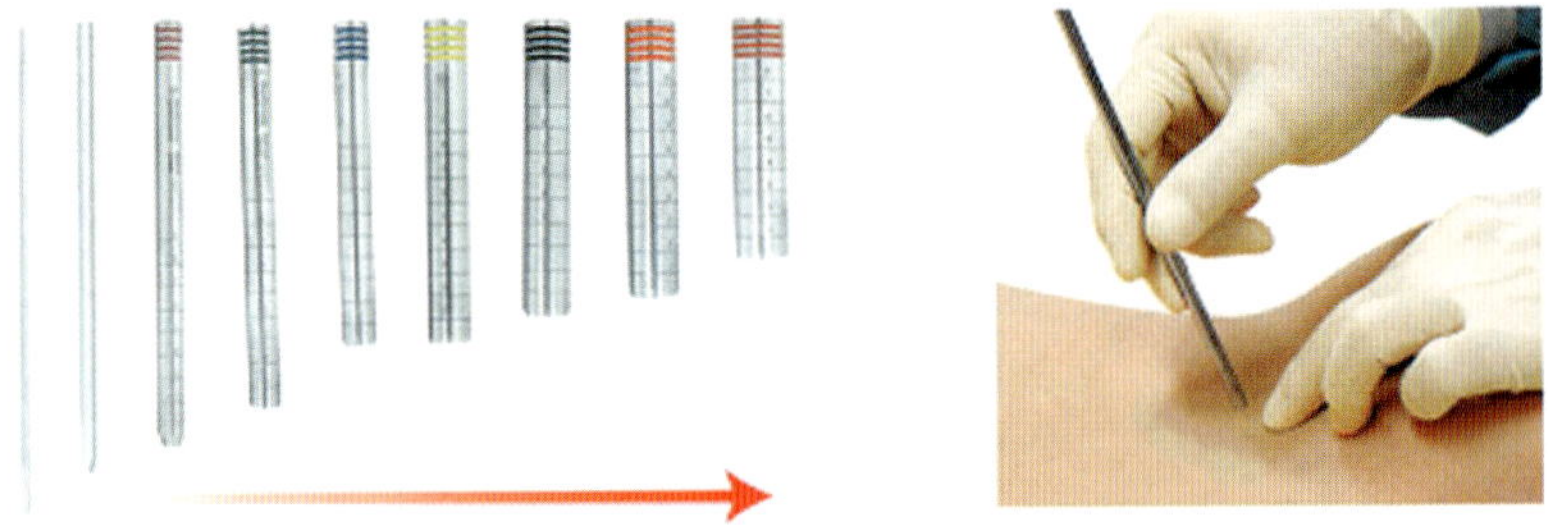

筋拡張管。当院で使うのは左から3番目まで

開一つで同時手術が可能です。3か所の場合は、2.5㎝ほどの切開になりますが、同時に手術ができます。

脊柱管狭窄症の患者さんは高齢者が多いため、手術前に、本人や家族が手術に耐えられるか心配されることも多いのですが、現在まで2800例を超える手術をしてきましたが、89%の満足度をいただいています。

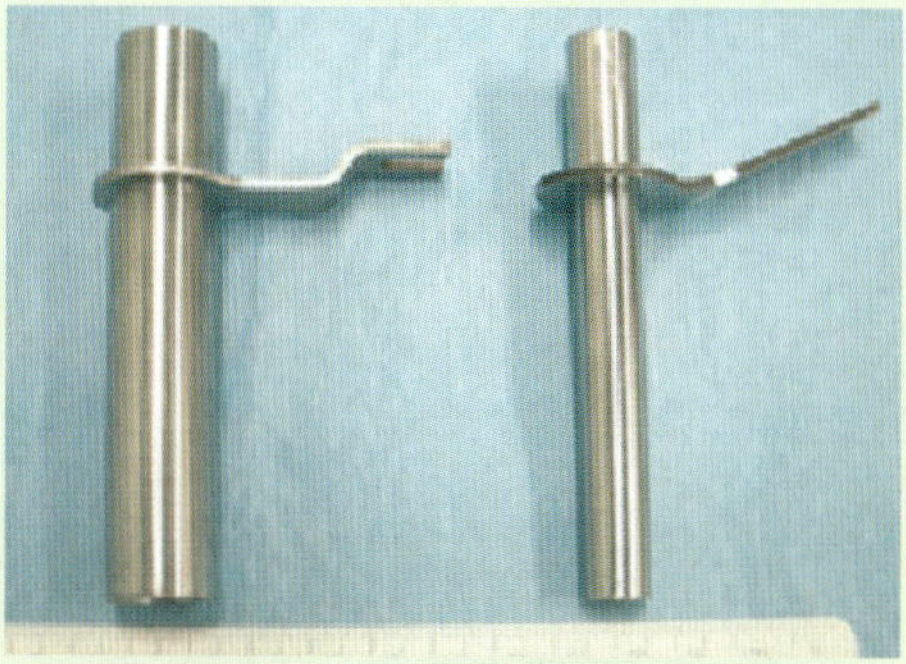

左：従来品　右：当院使用（10mm管）

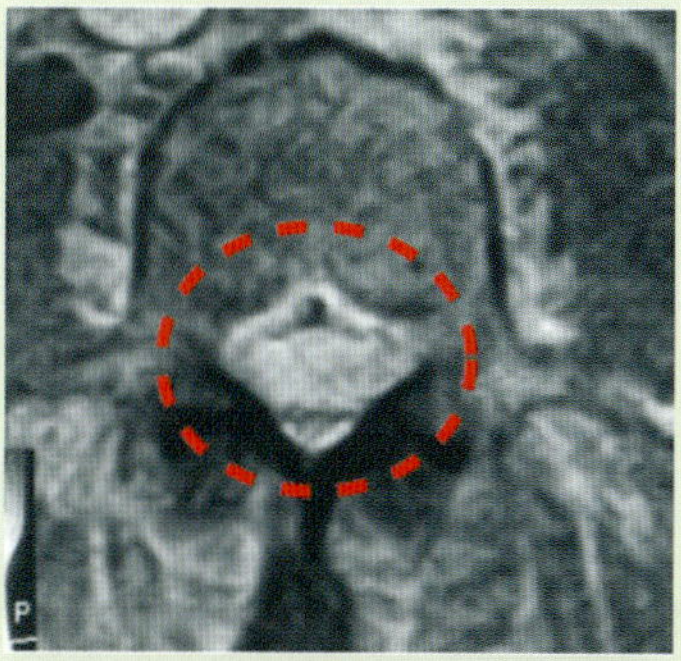

正常な脊柱管

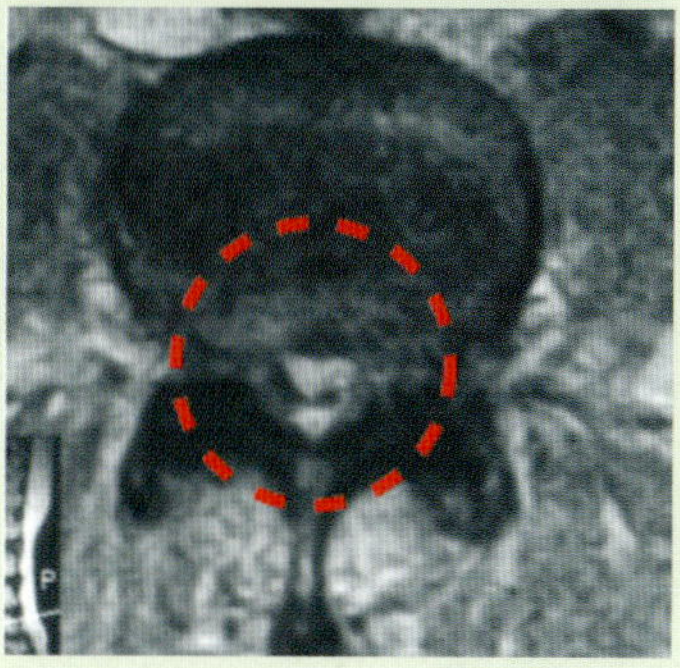

脊柱管狭窄症

# 脊椎圧迫骨折の手術

脊椎圧迫骨折の手術には、背中を切開して患部の骨を固定する「固定術」と、骨折してつぶれた部分に骨セメントなどを充填して痛みを軽減すると同時に安定させる「椎体形成術」があります。

椎体形成術は、固定術と比較すると手術は短時間ですみ、傷口も小さいなどメリットがあります。しかし、充填物が患部の外に漏れだすリスクなどのデメリットがあって、必ずしも万全とはいえません。

そこで当院では、従来型の椎体形成術（ＢＫＰ）を進化させた、より安全性高い**椎体増幅形成術（Vessel-plasty）**を行っています。日本では、当院だけの術法です。

ここでは、椎体増幅形成術とＢＫＰについて説明していきます。

## 椎体増幅形成術（Vessel-plasty）

局所麻酔をして、レントゲンで透視しながら**2㎜針を圧迫骨折している部位まで進め、椎体内にメッシュ袋をとどめます**。そこに**特殊人工骨（骨セメント）を注入**すると膨らみ、土のうが詰められたように椎体を押し上げちょうどよい具合に安定します。その後、徐々にメッシュの隙間から人工骨がしみだしてきて、骨髄とかみ合い一体化して、つぶれた椎体を内側から支えます。

**手術時間は30分ほどで、翌日には退院できます。数か所同時にできるのもこの手術のメリットです。**

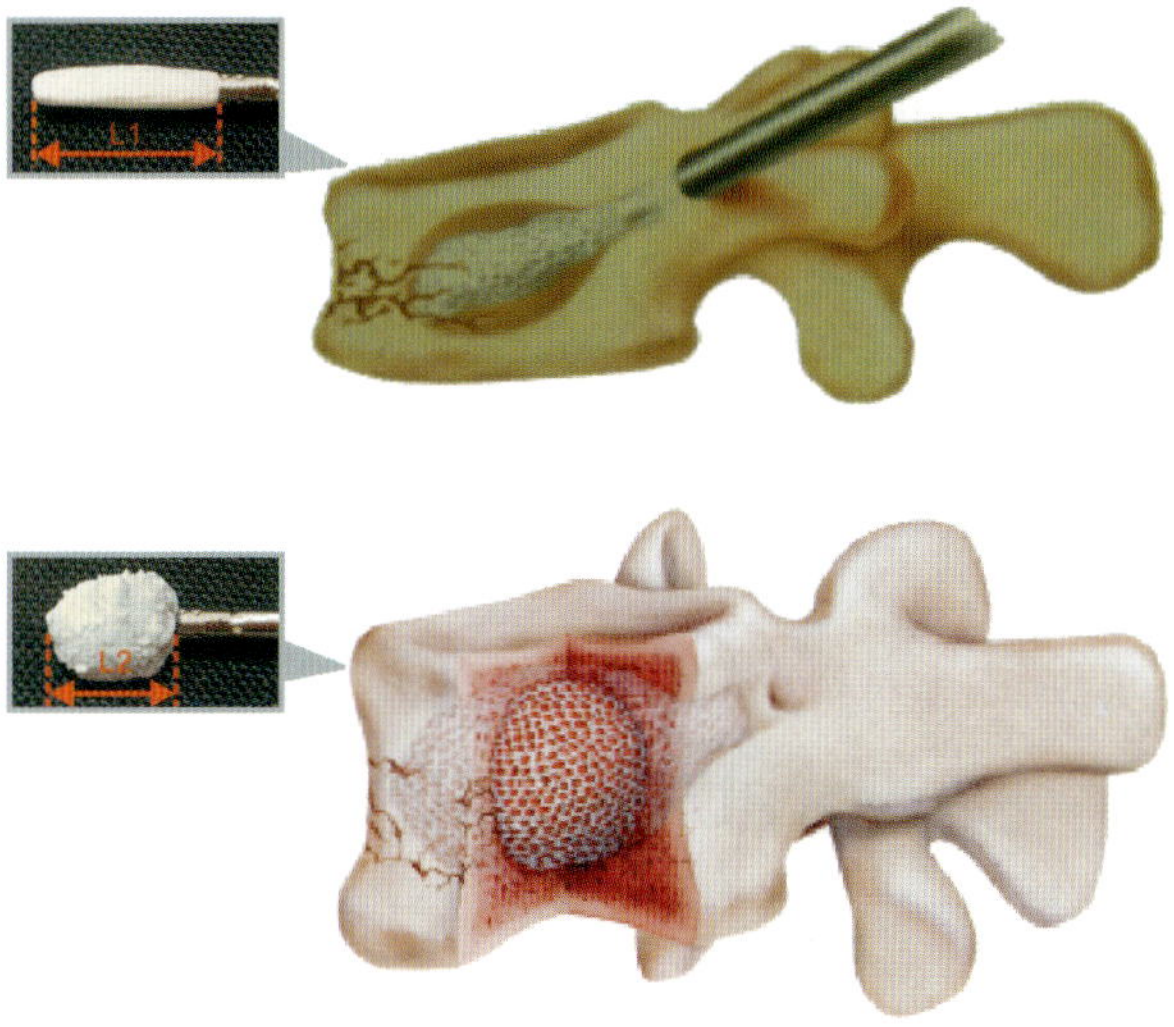


セメントを注入することで、つぶれた骨が戻ります。

### 種実前後の写真

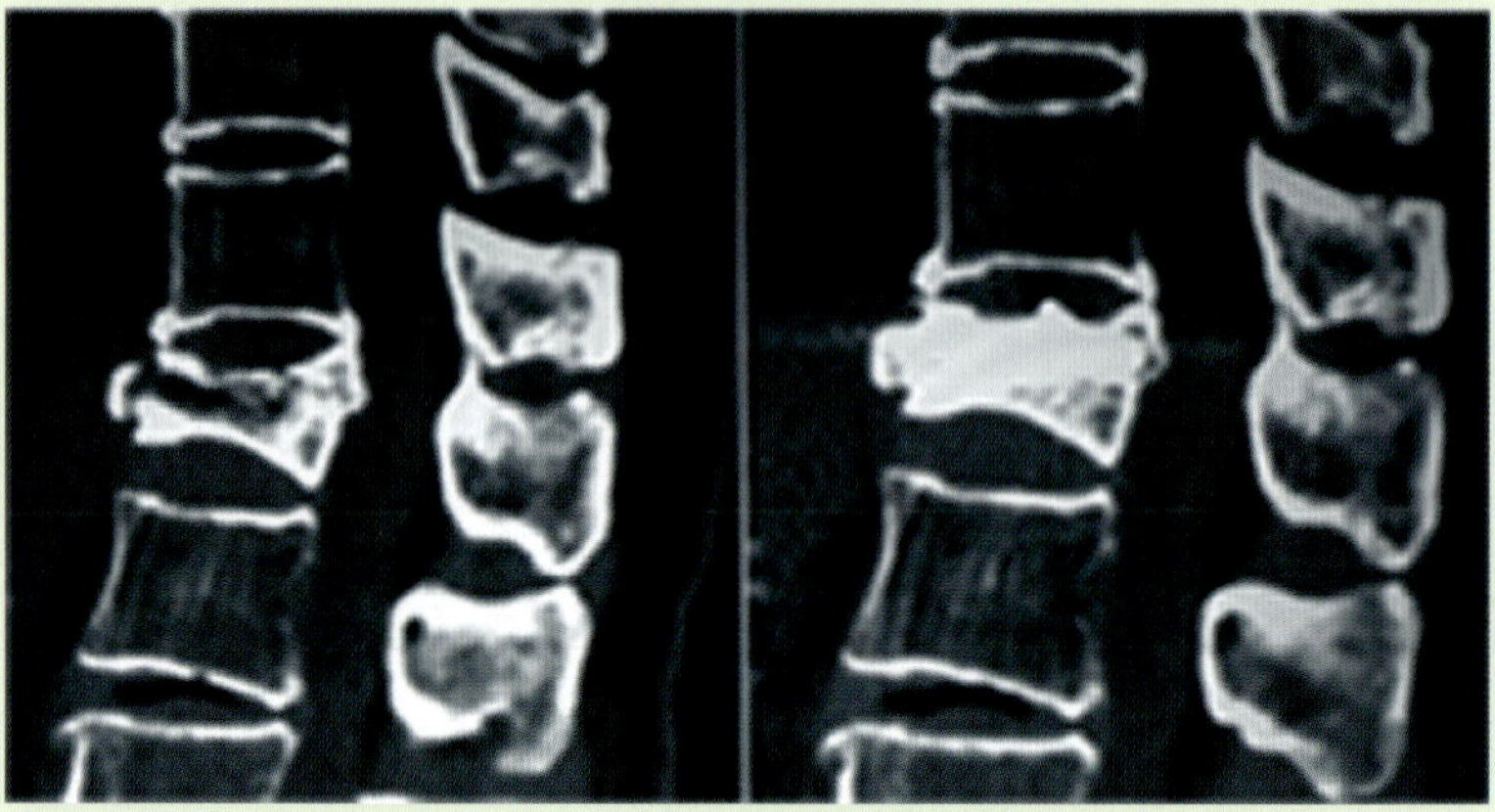

圧迫骨折によりつぶれた骨（左）がセメント注入（右）で椎体の高さが回復

**メッシュ袋にすることによって、人工骨が患部の外にもれだすことはまずありません**。人工骨は、人間の骨の成分と非常に近いリン酸カルシウムを主成分としている無害な製品を使用しています。骨細胞との融合性が高く、固まるときに発生する熱も58度以下と、**骨に害を与えることもありません**。

## 椎体形成術（BKP）

全身麻酔をして、背中の2か所から針を刺して、患部までの経路をつくります。そこに風船のついた器具を通して椎体内に達したら、風船を徐々に膨らましてつぶれた骨を持ち上げ、できるだけ骨折前の形に戻します。風船を抜くと椎体内に空間ができるので、空間を満たすように骨セメントを充填します。

約1週間の入院が必要です。保険診療が可能ですが、治療は1か所のみと限定されます。

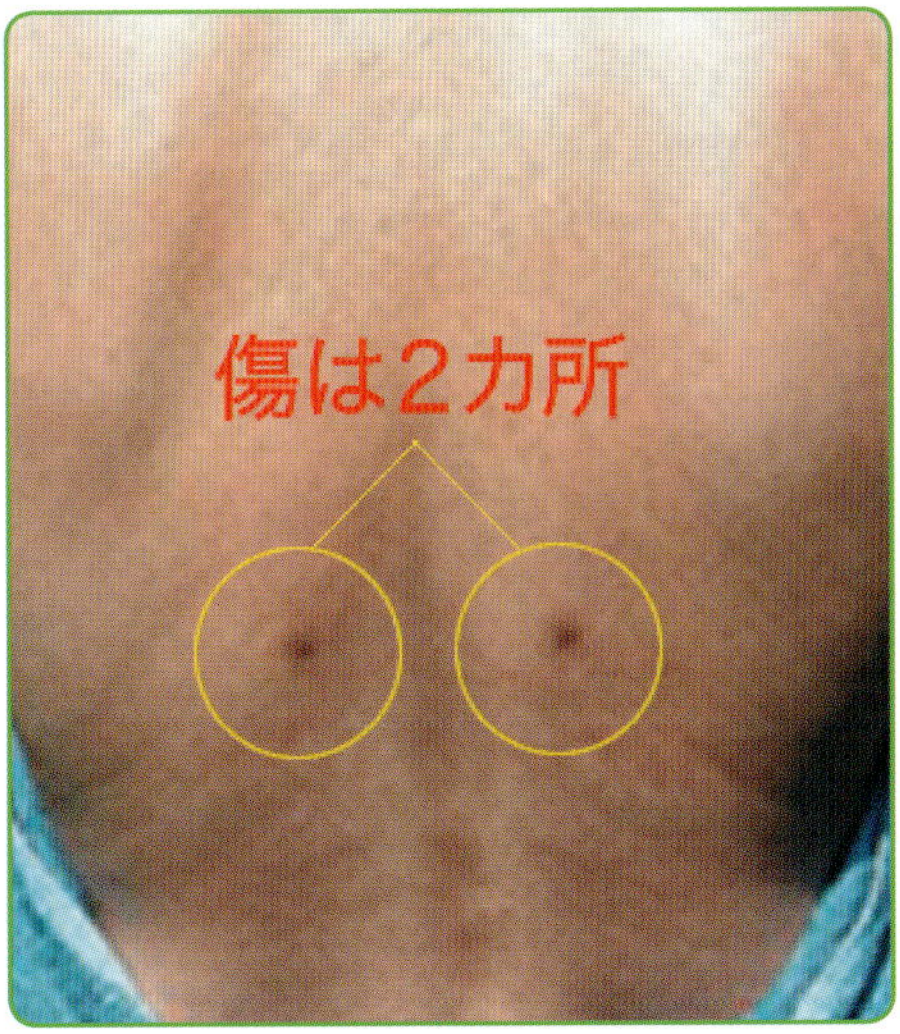

1

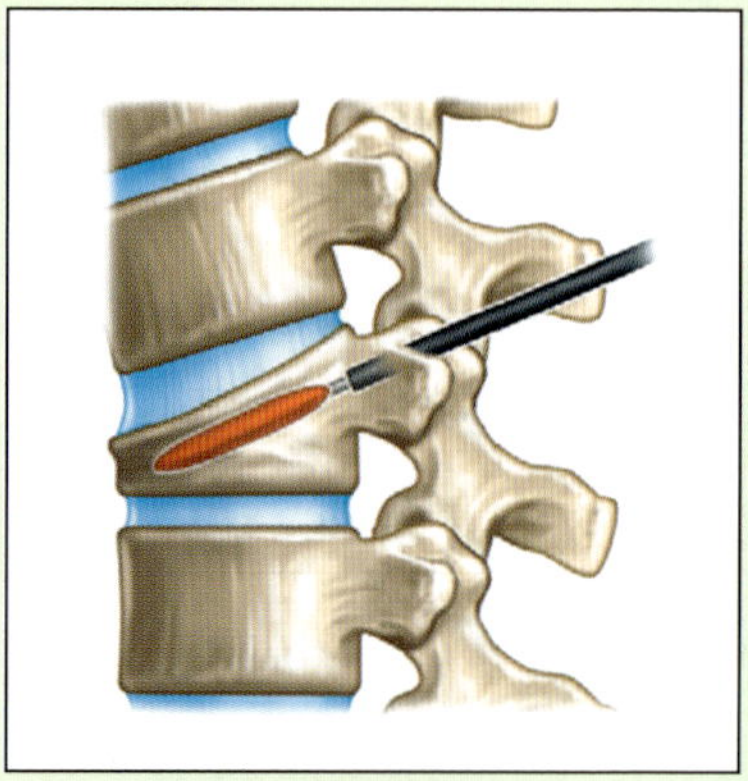

器具を挿入

2

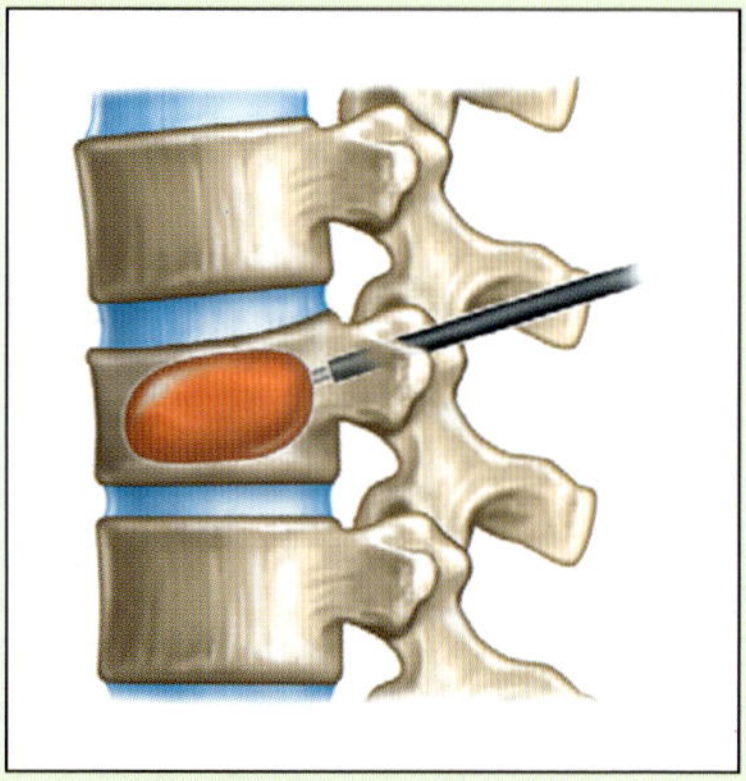

ふくらます

3

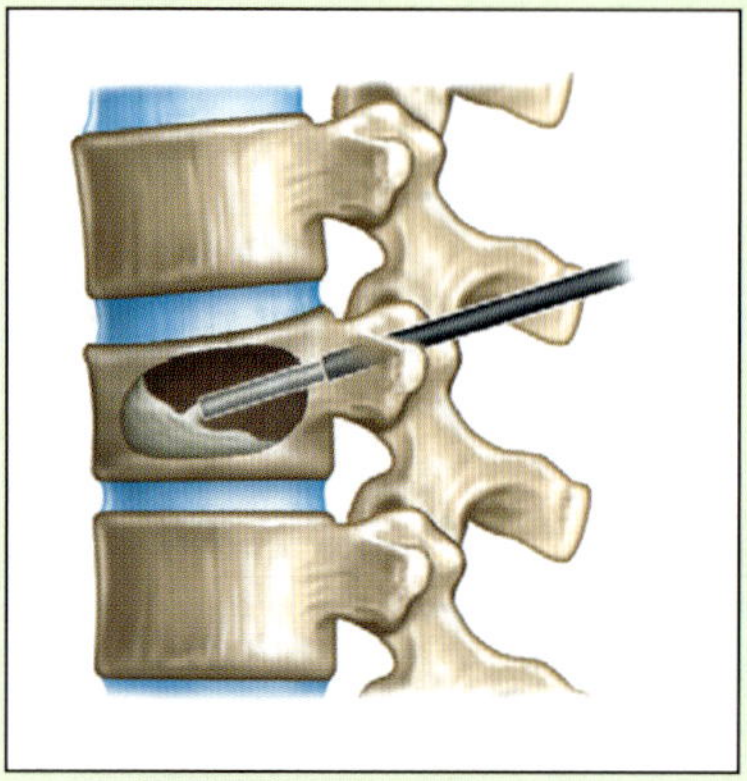

空いた空洞にセメントを注入

4

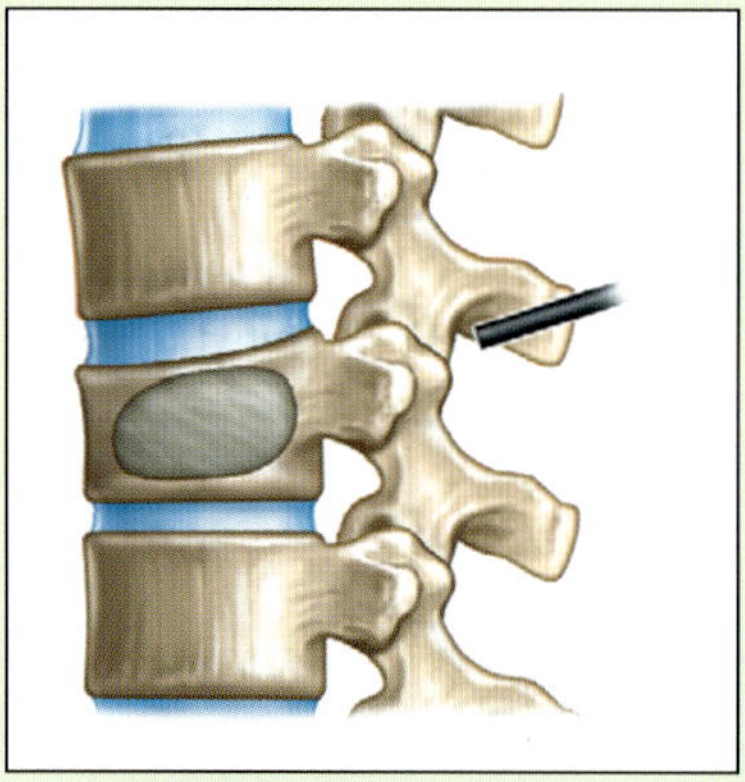

椎体が固定される

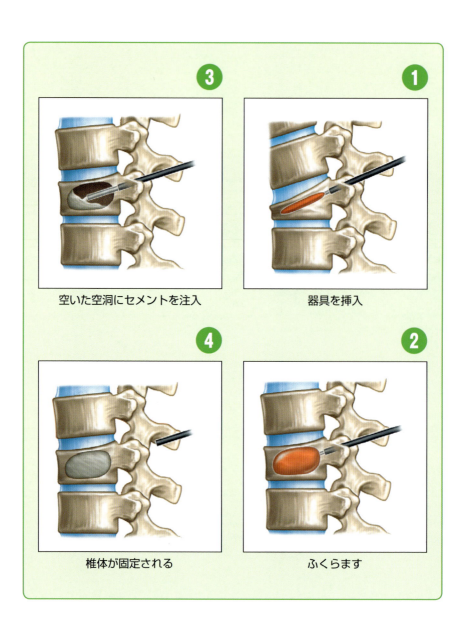

注入される骨セメントは薬事法で認可されたアクリル樹脂を使用します。アクリル樹脂は、固まる際には120度という高温に達することと、骨以上に固いため、隣の椎体がつぶれて骨折してしまうという問題が残っています。

さらに、直接骨セメントを流し込むため、注入量が多かったりすると、患部から漏れ出すこともあります。どろどろのセメントが漏れ出して脊髄内で固まると骨髄障害を起こしたり、血管内に漏れこむと、心臓血栓や肺血栓を引き起こす危険性も否定できません。

こうした命に関わるようなデメリットをできるだけ排除するため、当院では、より安全性の高い椎体増幅形成術を平成19年9月から取り入れているのです。

第5章

# よりよい治療をするために

# 高度な手術を支える高性能の器具・機器

## オリジナル器具の開発

大きく切開することなく、体に負担をかけない最小侵襲脊椎手術を行なうためには、優れた技術を求められます。その上で、その技術を遺憾なく発揮するためには、器具や機器の機能、性能も重要です。

当院がPELDを日本に導入したとき、6㎜の内視鏡を導入しました。この内視鏡は、今でも最も活躍していますが、その後、頚椎のヘルニアを摘出する手術PECD用には5㎜内視鏡、中程度までの腰椎椎間板ヘルニア摘出手術用の3㎜内視鏡、さらには、脊柱管狭窄症の手術に使う10㎜内視鏡と開発導入してきました。

これらの内視鏡は、もっと患者さんの負担を軽くできないか、病状にもっと適したものにできないかと議論を重ね、研究・開発してきた一つの成果です。

内視鏡以外にも、ヘルニアの摘出に使う小鉗子や骨を削るノミなどについても、開発、導入を進めています。これらの器具は、すでにある器具での内視鏡手術が難しかったり、より安全性の高い手術にすることを考えて、開発してきました。

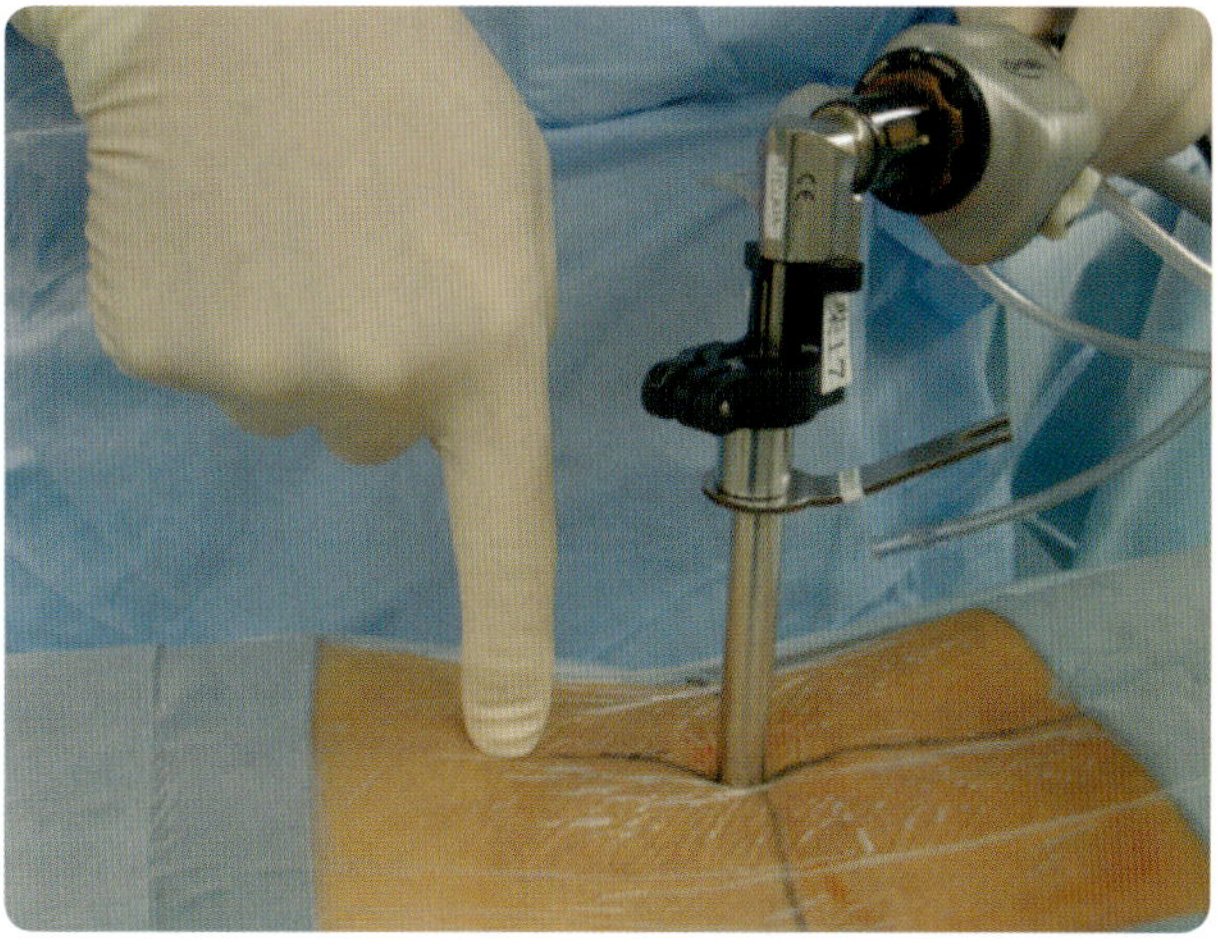

指先より細い器具

## ◆骨ノミの開発

腰椎椎間板ヘルニアが上方に大きく脱出した重度のヘルニアの患者さんの手術を行ったときのことです。

この症例の場合、通常の方法では、骨が邪魔になって、病巣まで鉗子が届きません。そこで、骨を削るための特殊なノミを当院の医師が独自に開発し、骨に９㎜の穴をあけて、そこから鉗子を侵入させてヘルニアを切り取りました。

このノミは、その後もたびたび使っています。

また、内視鏡下頸椎椎間孔拡大術（ＰＥＣＦ）で使っている骨ノミも、安全で迅速に切れるように開発した当院オリジナルです。

## ◆削り取る鉗子の開発

椎間板ヘルニアが下方に大きく垂れ下がった重度のヘルニアの患者さんの手術を行ったときのことです。今回は、骨を削ることなくヘルニアを取り除くことはできないかと考えました。

神経の裏側にまでヘルニアが入り込んでいるため、内視鏡で見ることはできない状態です。そのため、一般のつまんでちぎる通常の鉗子を使うのは非常に危険です。そこでヘルニアをかき出すことイメージして、通常のハサミの部分をはさむ機能をなくして、やすりのようにし、その部分が90度に曲がるようにした特殊鉗子を開発しました。

通常なら背中を数センチ切開する手術が必要な大きなヘルニアでしたが、ＰＥＬＤによって、きれいに取ることができました。

この特殊なノミによって、ＰＥＬＤ手術の可能性がまた広がりました。

## 最高レベルの機器・設備、施設

困難な手術を可能にしてきた機器・設備、施設は、先端技術の機能性、安全性と快適性を併せもっています。

### 内視鏡

医師の目となり手となる最小侵襲手術で使う内視鏡は、カメラとライト、そして小鉗子などの器具を入れて操作する空洞が一体化した構造をしています。

### ◆独カールストルツ社製内視鏡光源

技術の高さは世界でも定評があるドイツのメーカーのものを使用しています。脊椎用の細い硬性内視鏡はレンズの質、光源の明るさ、耐久性、どれをとっても歴史の深さに裏付けられています。

### ◆イリゲーション（潅流）システム

ＰＥＬＤの最大の特徴は、内視鏡の先端から常時水が流れていて、視野を良好にしてくれる潅流システムを用いていることです。そのため、術野が非常にきれいで、毛細血管や神経などを鮮明に映し出すことができます。吸引装置もついているので、別に吸引管を持つ必要もなく、手術そのものに専念できます。

## 最適な環境を整えた手術室

手術室は、最小侵襲脊椎手術専用に設計されています。

ほとんどの患者さんが、手術台にうつぶせになって手術を受けることになるのですが、痛みがひどい場合に、フラットな手術台に横になるのは大変です。そこで手術台は、できるだけ楽な姿勢になるように、膝から下は大きく釣り下がったハンモックで支える特注の特殊ベッドにしました。患者さんは股関節を90度近く曲げてお辞儀をしているような恰好で、上半身をベッドにのせた状態で手術を受けることができます。

術者の眼前には、内視鏡の映像を拡大して映し出すハイビジョンモニターが天井からつりさげられています。

術前の検査で写したMRIやCTの画像は、50インチPACS専用フルスペックモニターに映し出されます。画面がこれだけ大きいと、術者は、術中に進行を確認したいときに、目だけを壁に取り付けられたモニターに向けるだけで、画像を見ることができます。

今どこを手術しているかをナビゲートするレントゲンイメージ装置も、術者の見やすい場所に配置しています。オランダ製で、コンパクトな設計のため、手術の妨げにもなりません。

さらに、手術風景や内視鏡画像を他の場所でもリアルタイムで見られるように、画像配信システムを導入しています。手術のライブ映像を見ながらの検討・研究に活用したりしています。

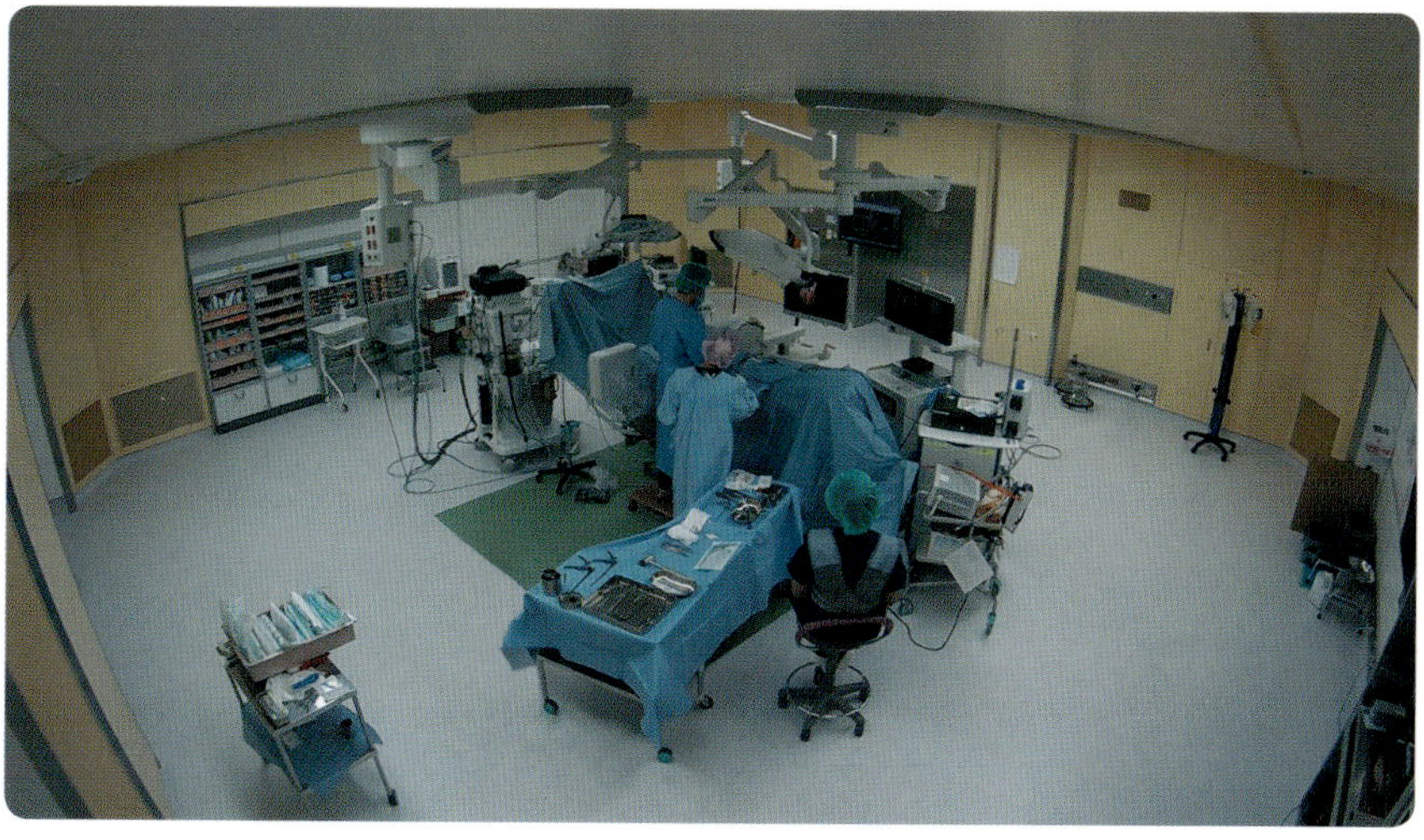

確実な手術と患者さんの安全・安心を可能にする手術室

## 手術をサポートする精密機器

### ◆1.5テスラの精密MRI

MRIは椎間板ヘルニア、脊柱管狭窄症、脊椎圧迫骨折などの診断には欠かせない診断の中心になる機器です。テスラとは磁力の大きさを示す国際単位で、最近はより画像情報が多い3テスラが登場しています。しかし、脊椎を見る場合は、1.5テスラのほうがノイズが少なくて、必要十分な鮮明画像を撮ることができます。導入しているのはオランダ製で、オランダ製はソフト面に優れていて、臨床的判断のしやすさでは群を抜いているといえるでしょう。

### ◆64マルチCT

わずか数秒間、息を止めるだけで脊柱管の構造や、椎間孔を立体的に描き出し、さらに断面図を3Dで見ることもできます。MRIと同じメーカーにしているため相性がよく、三次元立方体画像を作成するためのワークステーションとの互換性にも優れています。

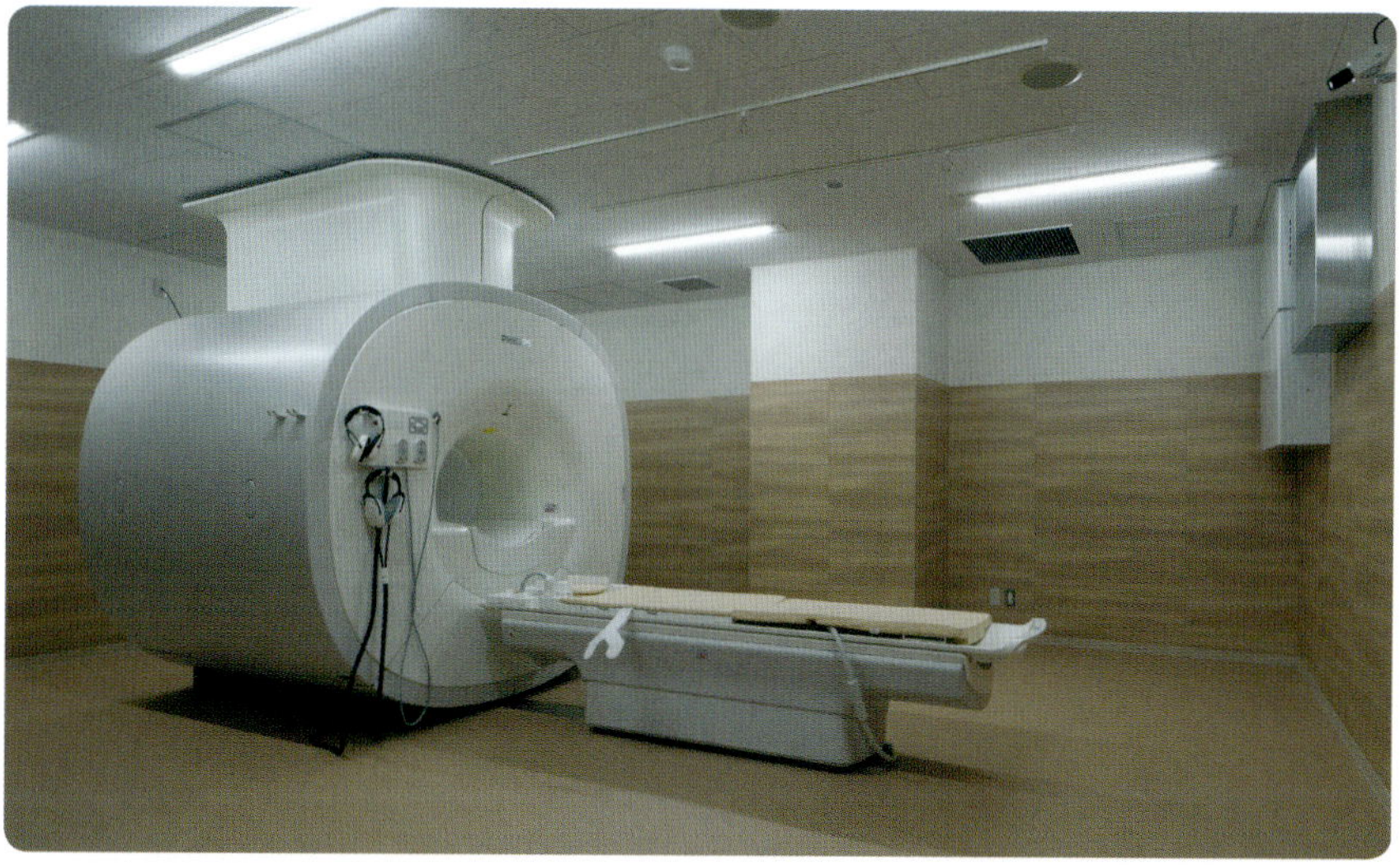

1.5テスラMRI

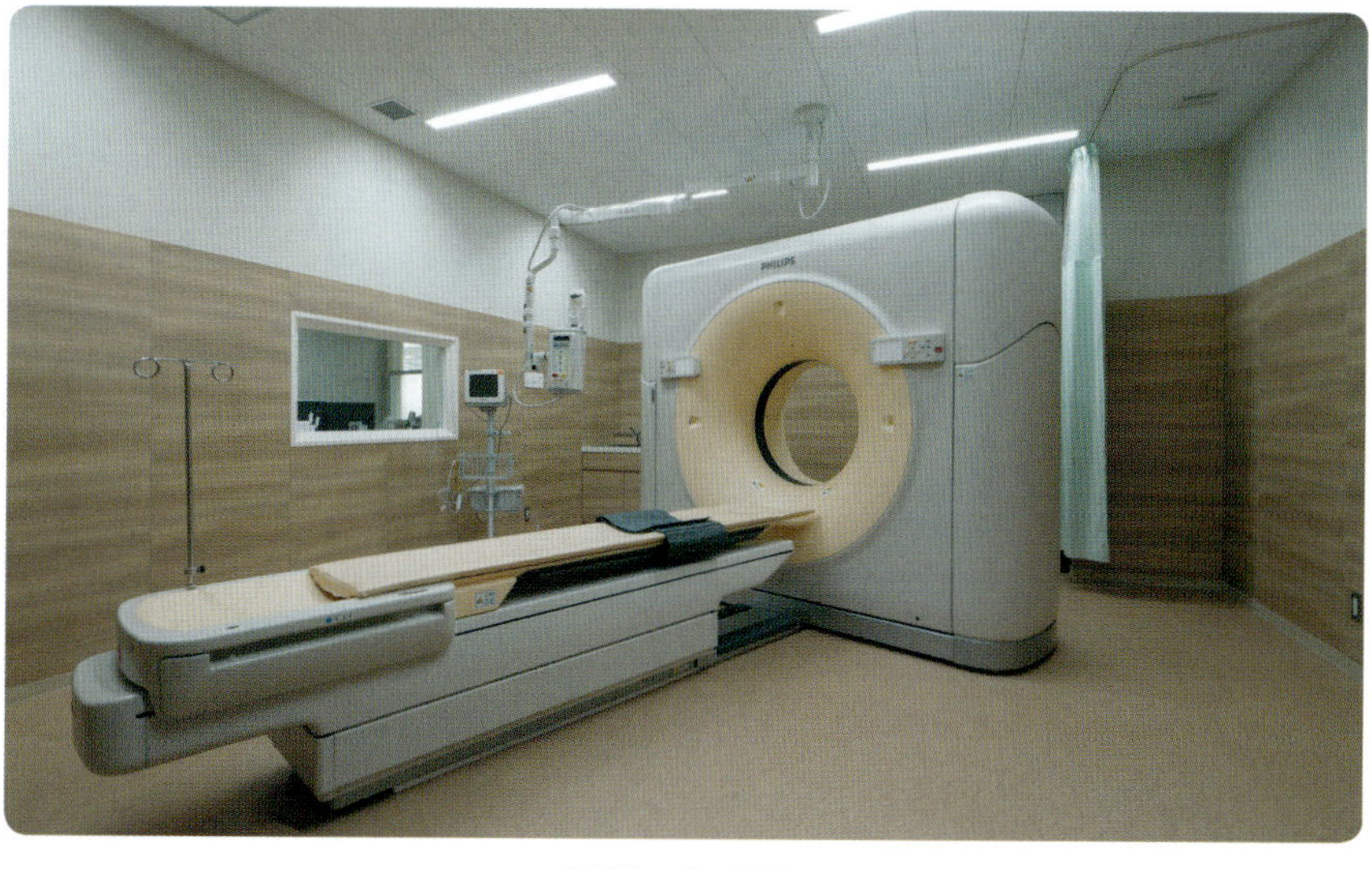

64列マルチCT

## 保険診療を中心に幅広く対応する「あいちせぼね病院」

### 1泊2日のリラクゼーションホスピタル

２０１７年３月にあいち腰痛オペクリニックに隣接した地に「あいちせぼね病院」を開設しました。

病院の設計にあたっては、患者さんに少しでもリラックスして快適に過ごしてもらいたいという思いや、短期入院による早期復帰といった、当院の特色などを、設計事務所に伝えました。そして考えられた設計コンセプトは「１泊２日のリラクゼーションホスピタル」です。

外観は伸びやかな、明るいベージュ系の壁面を基調としてまとめられ、院内も、ゆとりをもたせ、待合室の椅子も通常の病院では使用しないようなデザイン・品質のものにしました。

あいちせぼね病院は、保険診療を中心とした医療を行い、最小侵襲手術から大きな切開を必要とする手術まで、最新技術により幅広く対応することを目指しています。当院には、全国からこられる患者さんが多く、しかも、遠方の方々は、たいて

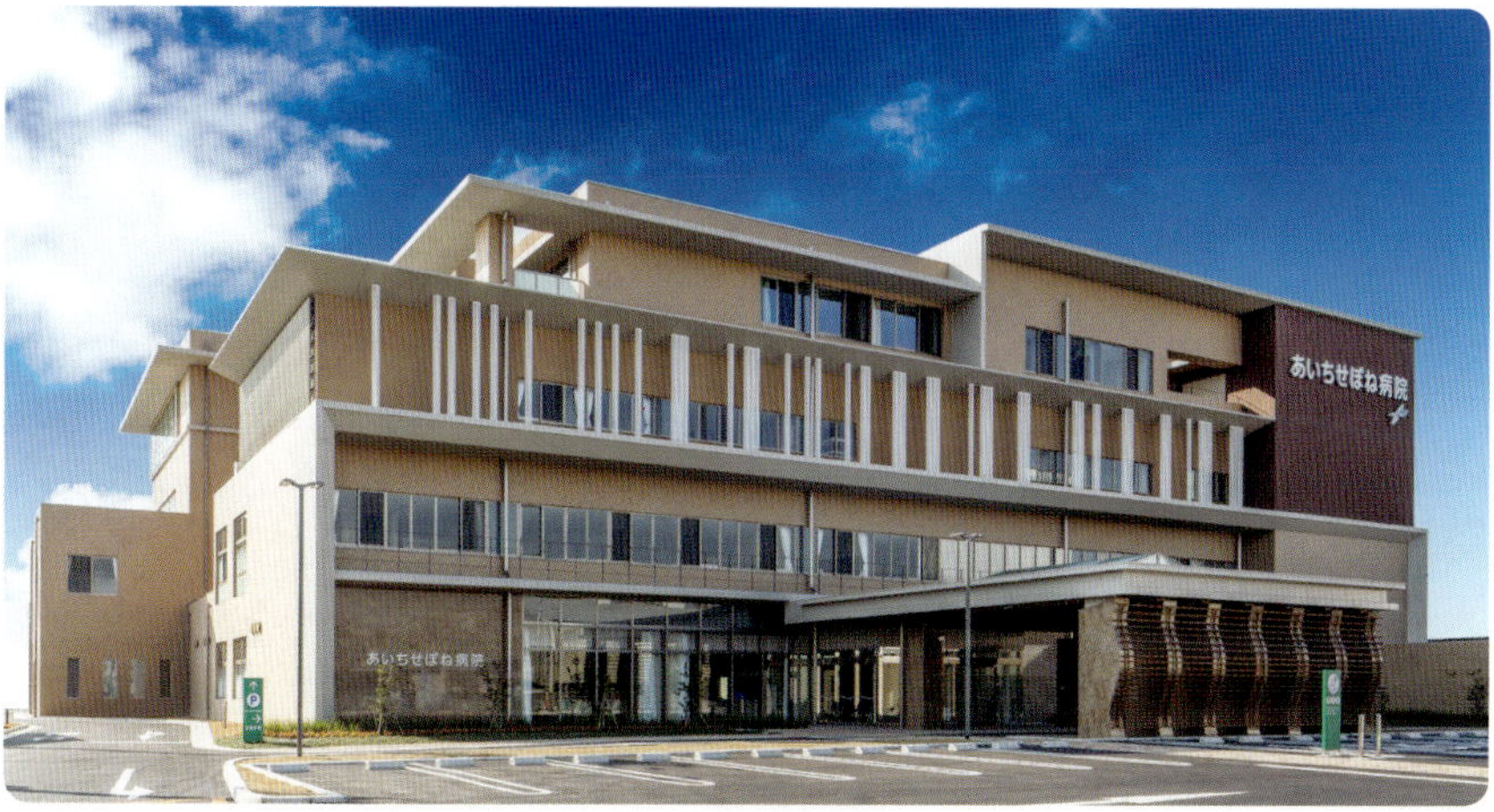


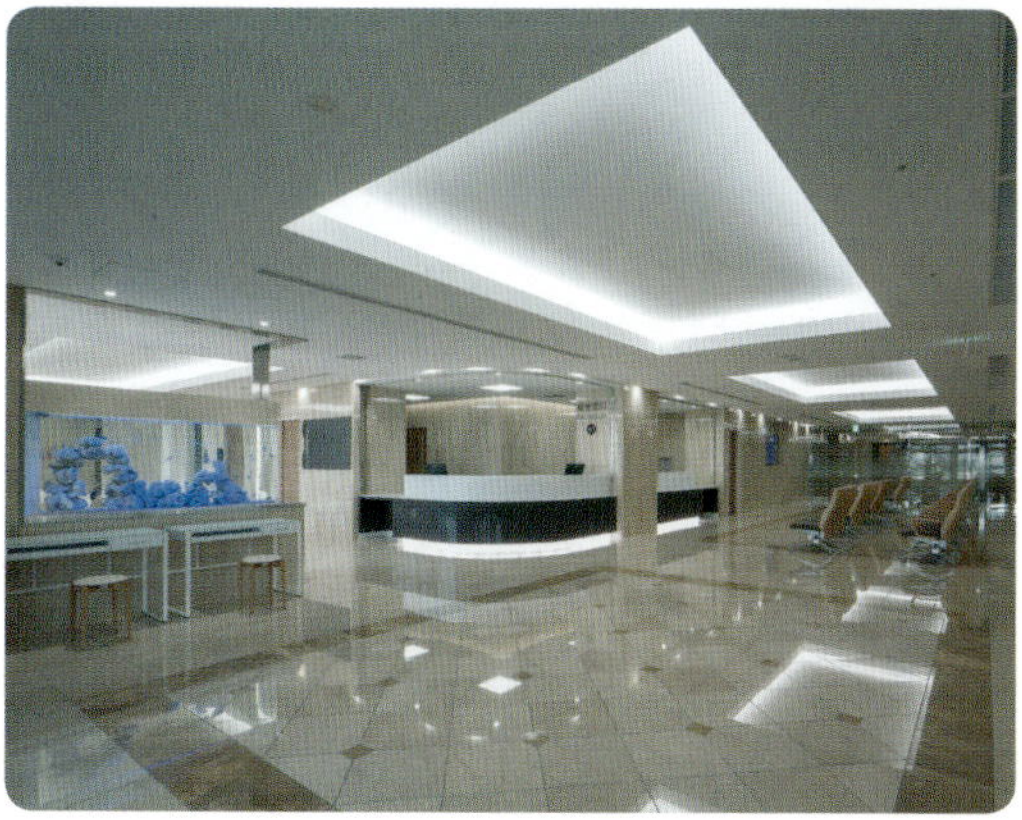

いが地元の病院では症状が治まらず、重症の方がほとんどです。そのため、既存《きぞん》のクリニックだけでは結果としてそうした患者さんの診療が中心にならざるを得ませんでした。あいちせぼね病院の開設によりこれからは、もっと地元の方々にも利用していただけるのではないかと考えております。

# 世界の最先端知識を積極的に導入

## 世界最高水準の脊椎専門病院と連携

最小侵襲脊髄手術は世界の潮流であり、日々、技術や器具、材料の開発、改良がすすんでいます。

現在、最小侵襲脊髄手術の最先端を走っているのは韓国です。もととなる技術の開発は欧米の場合が多いのですが、アジア人の器用さ、勤勉さから、積極的にその技術を改良して臨床で活用できるようにしているのです。

一方、日本は、保険診療制度があることや、安全性、信頼性を重視して規制が厳しく、新技術や材料の認可はなかなかおりません。こうした背景もあって、日本は開発に消極的です。

当院は、その韓国でも最高水準を誇る脊椎疾患専門病院のウリドゥル病院と提携をしています。学術交流のほか、オンラインでつながったテレビモニターを通しての合同カンファレンスを定期的に開催し、専門医療器具の協同研究の成果を公表するなどして、最先端の最小侵襲脊椎手術の普及に取り組んでいます。

## 最小侵襲脊椎手術（MISS）の国際学術大会を毎年開催

国内では、**最小侵襲脊椎手術（ＭＩＳＳ）の国際学術大会「MISS Summit Forum」**を毎年開催しています。世界中からトップクラスの先生方に集まっていただき、最新情報についての講演や研究報告、意見交換会、公開オペの実施などをして、触発の場になっています。

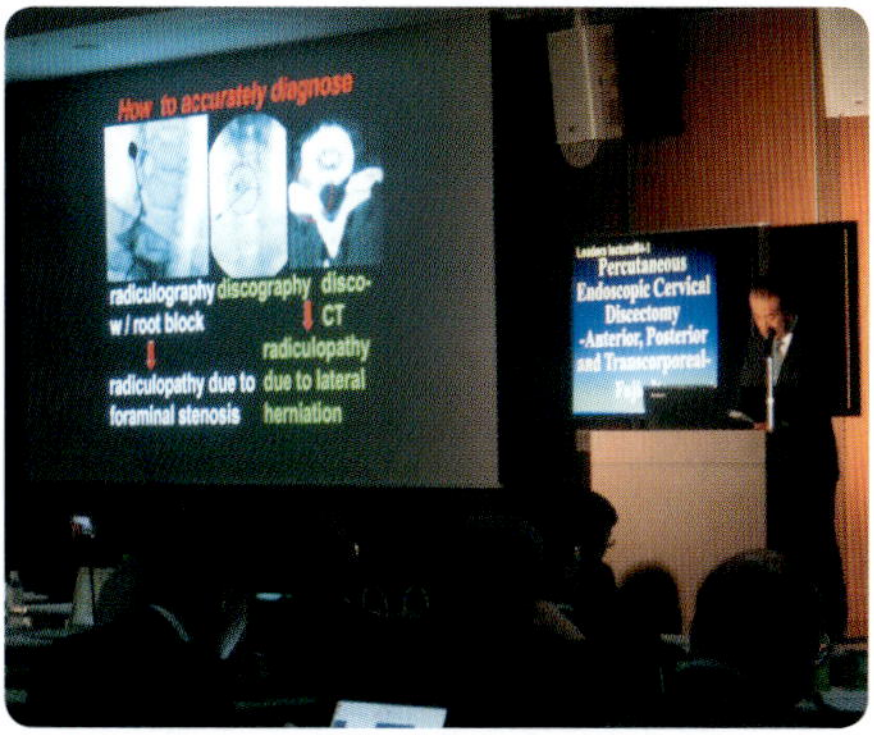


当院で行われた国際学会の風景

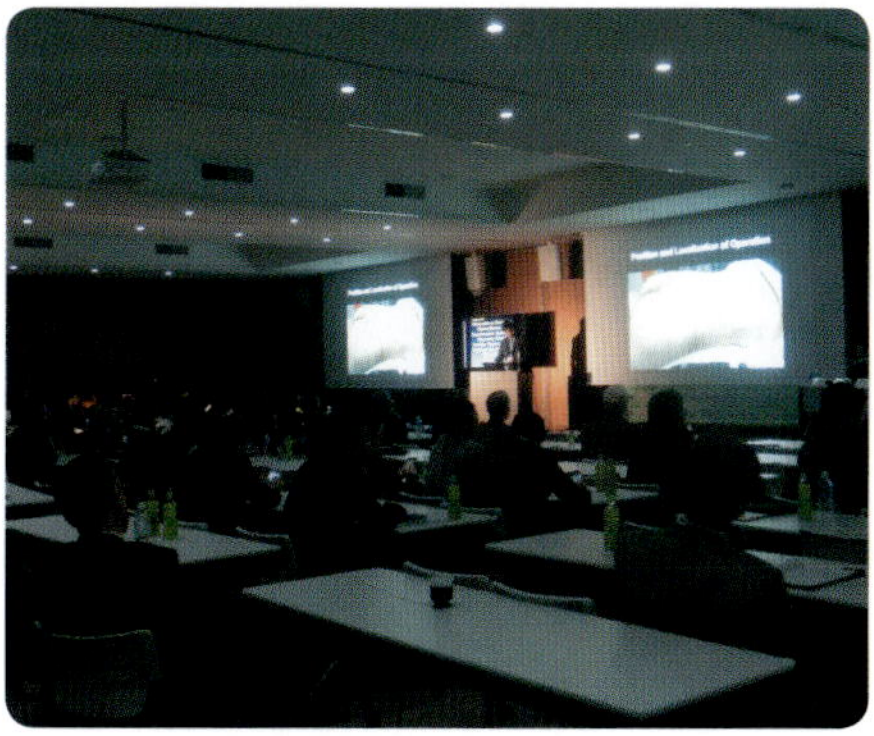

公開オペの様子

２０１７年の記念すべき第10回は、「ＩＳＭＩＳＳ（International Society for Minimally Intervention in Spinal Surgery）Asia-Japan」とのジョイントで開催し、国内外の医師が一堂に会する有意義な大会となりました。低侵襲脊椎手術の発展に寄与する歴史的な会となりました。

# 第6章

# 背骨のトータルケアを目指して

# せぼね専門病院のスポーツ外来

## 背骨のトラブルを抱えるスポーツ選手

最近の健康意識の高まりや趣味の広がりの中、年齢を問わず、様々なスポーツを楽しむ方が増えています。体を動かすことは、心身ともに高いプラス効果がある反面、一つのスポーツを継続し、同じ動作を繰り返すことで引き起こされる、野球肩・肘、テニス肘、ランナー膝などのスポーツ障害はつきものです。

スポーツ外来は、スポーツ障害や捻挫や骨折などスポーツ中に起こるケガに対して、精密な検査を行ない、薬やリハビリなどの保存的治療と手術治療の中から、適切な治療を選択して、速やかな競技復帰をサポートします。

対象は、トップアスリートやプロスポーツ選手、スポーツ愛好家、ジュニア世代と、それぞれ違い多岐にわたります。スポーツ外来は老若男女すべての人が対象です。スポーツとどうかかわり、生活のなかでどんな位置づけにあるか、それぞれのスポーツとの向き合い方に応じて診察をすすめています。

アスリートのせぼねは、一般の方に比べるとはるかに強いストレスにさらされ、酷使されています。ですから、捻挫や骨折、靭帯損傷などのスポーツ障害だけでなく、腰痛や椎間板ヘルニアといったせぼねのトラブルで悩まされているアスリートは多いのです。

しかし、スポーツ外来を設置している病院のほとんどが、**肩や膝を専門にみる先生が中心で、背骨を専門にしている先生が少ないのが現状です**。そのため、腰痛治療のために一般の整形外科を受診するスポーツ選手もいます。

このようななかにあって、**せぼねの専門医療機関に設けられた、脊椎の専門医でかつスポーツドクターのいるスポーツ外来は、全国でも珍しいのです**。この特徴を生かし、背骨治療の最先端技術をもって、アスリートの腰を中心にサポートしています。実際に現役のプロボクサー、プロテニスプレイヤー、プロバレーボール選手などを診ています。

## 受診・治療方針

レントゲンや、必要に応じてMRIやCTなどの精密検査を行ない、障害の状態を把握します。その結果をもとに、服薬、注射、リハビリ、手術など、それぞれを選択したときの治療計画について説明し、希望や目的にあわせて治療の方針を決定します。

また、診断の結果、肩や肘の障害について専門的な治療が必要と判断したときには、大学病院をはじめ専門の医師と連携してサポートします。

### 手術

手術が必要と診断した場合、椎間板ヘルニアなどの脊椎疾患については当院で行い、それ以外の関節などの疾患は、必要に応じて専門医を紹介しています。

**スポーツ選手は、パフォーマンスが落ちることを恐れて、手術を避ける傾向にあります。しかし、当院の最小侵襲手術で使う内視鏡は、関節の検査に使う内視鏡と同じものです。手術は、検査の延長というぐらいの感覚で受けられ、早期復帰も可能です。**病状にもよりますが、ブロック注射などでだましだまし競技を続けて悪化させる前に、シーズンオフなどに思い切って手術することをおすすめします。

## リハビリテーションセンター

### 120％の機能回復を目指して

リハビリテーションは病気やけがによって、「できなくなってしまった」ことを、残された能力を最大限に引き出し、日常生活や仕事などの社会的な生活が送れるようにするためのすべての行為のことをいいます。

当院のリハビリテーションセンターは腰痛・運動機能障害を専門としており、理学療法士が患者さん一人一人にあったプログラムを作成して、体の機能の回復や改善にあたっています。

リハビリのプログラムは、元の機能を取り戻すのではなく、**120％の機能回復を目指す**ようになっていて、ハードといえるかもしれません。しかし、取り組んでいる患者さんたちの身体機能、体力は確実にあがっています。

## スポーツリハビリ

スポーツ外来でリハビリが必要と診断された患者さんのリハビリを行なっています。

スポーツ障害は、年齢、性別、筋力、柔軟性、種目の特性、競技レベルなど、いくつもの要素がかかわり、パターン化された治療では効果がみられないことがほとんどです。とくに、アスリートの場合は、筋力や可動域など各種身体機能の厳密な検査に基づいた計画、トレーニングやコンディショニングの指導が必要です。

スポーツリハビリでは、スポーツ障害だからと簡単に競技から離れるのではなく、障害の状況にあわせて、可能な限りスポーツを続けながら治療を行なうようにしています。

## 術後のリハビリ

当院で行なっている腰部脊柱管狭窄症や腰椎椎間板ヘルニアをはじめ、各種の脊椎疾患の手術を受けた方のリハビリを行なっています。術後の身体機能と患部の状態に応じて、早い時期に歩行練習や運動療法を始めることで、体力や筋力の低下を防ぎ、早期退院、在宅・社会復帰を目指します。

## ロコモ予防・改善のリハビリ

ロコモとはロコモティブシンドロームの略で、日本語では「運動器症候群」といいます。骨や筋肉などの運動器が弱くなり、体力の低下、バランスが悪くなったり、耐久性が衰えたり、運動速度が遅くなって、日常生活の活動範囲が狭くなった状態のことです。そのまま何の対策もとらないと、転倒したり、歩くのも困難になって、介護が必要になる状態になっていく可能性が高くなります。

次にあげる7つの項目のうち、1つでも当てはまるものがあれば、ロコモティブシンドロームが疑われます。

**◎片足立ちで靴下がはけない**

**◎つまずいたり滑ったりしやすい**

◎階段を上がるのに手すりが必要
◎横断歩道を青信号で渡りきれない
◎15分くらい続けて歩けない
◎2kg程度の買い物（1ℓの牛乳パック2個程度）を持つのがつらい
◎掃除機の使用や布団の上げ下ろしなどがつらい

ロコモの原因は、運動器自体の病気と加齢による運動機能の低下に分けられます。代表的な病気は、骨が弱くなって骨折をしやすい骨粗鬆症や歩くと脚にしびれや痛みがでる腰部脊柱管狭窄症などです。

リハビリテーションセンターでは、ロコモの診断、科学的な分析を行ない、個人プログラムを作成してリハビリをしています。

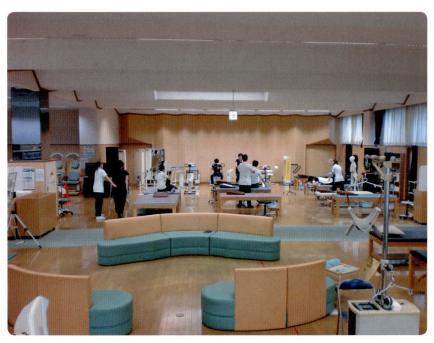

充実した設備と150坪の広さをかねそなえたリハビリ室

# 骨粗鬆症外来

## 骨折のリスクを抑え、生活の質を保つ

高齢になっても自立した健康的な生活を送りたいとは誰もが望むところですが、その生活を脅かす最たるものが、寝たきり状態です。

寝たきり状態になる原因のなかでも多いのがせぼねの病気であり、高齢者に多くみられるのは、骨粗鬆症が原因の脊椎圧迫骨折です。さらに、大腿骨頸部の骨折も、寝たきりに状態になる主な原因になっています。

当院では、骨粗鬆症の予防から治療までを専門に行う「骨粗鬆症外来」を設けて、患者さんの骨粗鬆症からくる骨折のリスクを抑え、生活の質を保つことに取り組んでいます。

## 骨折してからでは手遅れ、早めの検査を

骨折を引き起こす骨粗鬆症は自覚症状がなく、知らず知らずのうちに進行していきます。

健やかな老後を送るためには、骨折してからでは手遅れです。骨粗鬆症の検査は比較的簡単に行えるので、男女を問わず、60歳を過ぎたら検査を受けるようにしま

しょう。特に女性は、閉経後はホルモンのバランスなどの影響もあって発症しやすいので定期的な骨密度検査をおすすめします。

また、背中が丸くなった、せぼねが痛い、身長が縮んできたなどの自覚症状がある場合は、受診するようにしてください。

# 脊椎治療のパイオニアとして一歩先を進む

## せぼねのトータルケアを目指して

私が理想として目指しているのは、せぼねのことはどんなことでも解決できる、せぼねのトータルケアです。

スポーツ外来はその一環ですし、最小侵襲脊椎病院として世界の最先端医療を提供してきていますが、より多くの人の希望にそう医療サービスを提供したいと考え、2017年3月に「あいちせぼね病院」をオープンしました。今後は、自費診療と保険診療を両輪としてすすめていきます。

## フロントランナーとして国内を牽引

もう一つ目指しているのは、国内の最小侵襲脊髄手術のパイオニアであり続けることです。これまでもいくつもの新しい技術を、日本で初めて臨床に取り入れてきました。今回紹介したSELDもその一つです。

そして、今まで当院が取り入れた術法が、のちに保険適応になるなど、よりよいものを提供していくパイオニアとしての役割を果たしていると自負しています。

ただ、保険適応になるということはその治療が標準化したことであり、当院はすでにその術法の評価をおえ、先進の技術を導入しているところです。

今後も世界の最先端施設を訪問したり、トップクラスの専門家との交流を深めながら、よりよい治療を提供したいと考えています。

# おわりに

2017年春。一つの芸能ニュースが目にとまりました。

ロックバンド「XJAPAN」のリーダーYOSHIKIが、頸椎椎間孔狭窄症の治療のため、アメリカのロサンゼルスの病院で、人工椎間板の置換手術を受けたというのです。

手術は数時間に及んだ、首の全部を切開して、人工椎間板を埋め込む手術でしたが、無事終了したそうです。傷口は6週間で部分的に治癒し、6か月後には90％の回復が期待できるということでした。

人工椎間板置換手術は、欧米ではよく行われていますが、日本ではまったく普及していません。

もし、当院で行えば、もっと小さく切って、もっと体にやさしい方法はないかと考えるでしょう。そして、もともとの組織をできるだけ残し、おそらく1週間ぐらいで回復するような術法で行います。

わざわざアメリカに行くまでもなかったのに、残念に思いました。

このような出来事もあり、広く当院の技術を知っていただき、活用していただきたいという気持ちが本書発刊の原動力のひとつになりました。

わたしには、「独歩啓蒙」というポリシーがあります。

大学時代にわたし自身がつくった造語で、「自分から進んで学び、それを周りに広めたい」という思いを表現しています。

当院では、積極的に新しい医療の導入に取り組んでいますが、患者さんに多くの選択肢を提供したいというだけでなく、「独歩啓蒙」の精神からでもあるのです。先進的な医療を取り入れるためには、自らが率先して新しい知識を吸収し、技術を学ばなければいけません。例えば、今回、SELDを導入するにあたっては、韓国できちんと研修を受けてきています。これが「独歩」です。

そして、習得した技術を広く知らしめて、医療を発展させることも大切です。これが「啓蒙」です。

「独歩啓蒙」は自分のため、人のために行動することでもあります。

啓蒙活動によって、同じ志をもつ者同士が集い、それぞれが進化し、地域社会並びに国際的に医療を発展させるため、これからも弛むことなく研鑽を続けていきたいと思っています。

2018年2月吉日

あいちせぼね病院院長　医学博士
伊藤全哉

資料

# 日本脊椎脊髄ドック協会

## 設立の目的

当協会は、脊椎脊髄疾患の予防と治療に対する国民の意識の向上を図り、国民の健康を守っていくことを目的に、脊椎脊髄精査のための検査並びに診断のガイドラインを策定して、その普及を推進して参ります。

そのガイドラインに沿って、脊椎脊髄領域の専門医師がより正確な診断を行っていくことが、疾患予防の推進やより適切な治療法の選択につながっていくものと考えております。

予防に関しては、症状がほとんど無い場合や軽い症状であっても脊椎疾患またはその前兆となる状態が存在している場合があり、脊椎ドックを通して、それらを知ることにより、日常生活の中で様々な対処を施すことができ、悪化や発症の予防につながるものと考えます。

治療に関しては、保存療法、リハビリテーション、外科的治療まで様々な方法が存在しており、その中で脊椎脊髄領域の専門医師の適切な判断が患者を正しい治療の方向に導いていくものと考えます。

当協会は、上記の実現をサポートしていく役割を担いたいと考えます。

## 役員

協会長　吉田宗人　和歌山県立医科大学　名誉教授　角谷整形外科　院長

副協会長　出沢　明　医療法人 明根会　出沢明PEDクリニック　院長

副協会長　高安正和　愛知医科大学　脳神経外科　教授

理事　伊東　学　国立病院機構　北海道医療センター　整形外科
統括診療部長

理事　笠井裕一　三重大学大学院　医学系脊椎外科・医用工学講座　教授

理事　坂根正孝　筑波学園病院　リハビリテーション科　部長

理事　清水克時　岐阜大学　名誉教授
岐阜市民病院　整形外科・脊椎センター長

理事　庄田　基　藤田保健衛生大学　名誉教授
八千代病院　脊椎・脊髄疾患センター　センター長

理事　中村博亮　大阪市立大学大学院　整形外科　教授

理事　原　政人　稲沢市民病院　副院長

理事　飛騨一利　北海道大学　名誉教授
医療法人　札幌麻生脳神経外科病院　院長

理事　本郷一博　信州大学　医学部医学科　脳神経外科講座　教授

理事　八木省次　田岡病院　脊椎センター長

事務総長　伊藤不二夫　医療法人　全医会　理事長

監事　国分正一　東北大学　名誉教授
国立病院機構　西多賀病院　脊椎脊髄疾患研究センター長

監事　中川　洋　愛知医科大学　名誉教授
釧路孝仁会記念病院　脊椎脊髄センター長

（50音順）

〈本部〉
和歌山県立医科大学　整形外科学教室

〈事務局〉

あいちせぼね病院

## 施設会員

「施設会員」とは、受診者に安心して脊椎ドックを受けていただくために当協会が制定したガイドラインに沿った撮影と診断を行う医療機関として、当協会が入会を承認した施設のことです。

三重大学医学部附属病院（三重県）
釧路孝仁会記念病院（北海道）
医療法人　スミヤ　角谷整形外科病院（和歌山県）
あいちせぼね病院（愛知県）
伊藤整形・内科 あいち腰痛オペクリニック（愛知県）
東京腰痛クリニック（東京都）

**脊椎椎間板ヘルニアは内視鏡で治す**
**たった「3ミリ」で手術ができる!?**

2018年2月20日第1刷発行
2018年3月29日第2刷発行

著者……………………… 伊藤全哉

デザイン………………… 松本圭司

発行者…………………… 羽田直仁

発行……………………… みずほ出版新社 株式会社
〒365 - 0068
埼玉県鴻巣市愛の町412
TEL 048(577)3750FAX 048(577)3752

発売……………………… 株式会社 日興企画
〒104 - 0032
東京都中央区八丁堀 4 - 11 - 10　第 2 SSビル 6 階
TEL 03(3543)1050FAX 03(3543)1288

印刷·製本……………… 藤原印刷株式会社

定価はカバーに表示してあります。
乱丁本、落丁本はお取りかえします。

ISBN978-4-88877-927-2　C0095